侧效应

大脑如何塑造我们的认知

[加] 洛林·J.伊莱亚斯（Lorin J.Elias） 著

陶尚芸 译

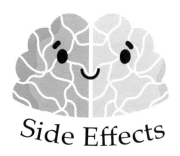

Side Effects

How
Left-Brain Right-Brain
Differences Shape
Everyday Behaviour

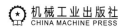

机械工业出版社
CHINA MACHINE PRESS

本书旨在帮助我们了解左右脑的差异是如何塑造我们的观点、倾向和态度的，即解读人类大脑功能的偏侧化如何影响我们的日常行为，从而方便我们利用这些信息为自己服务。本书所探索的是群体水平的"侧偏好"和群体趋势的"侧效应"，而不是针对个人的诊断或分析。为此，本书逐一呈现了我们身体中的侧偏好，例如，我们惯用手的侧偏好、摆造型拍照的侧偏好等。通过讨论不同的侧偏好，并将其与我们的认知行为紧密联系在一起，以此来探索大脑功能的侧效应如何影响人类的习惯、思想和行为。

北京市版权局著作权合同登记　图字：01‑2023‑0502 号。

图书在版编目（CIP）数据

侧效应：大脑如何塑造我们的认知／（加）洛林·J. 伊莱亚斯（Lorin J. Elias）著；陶尚芸译. — 北京：机械工业出版社，2023.7

书名原文：Side Effects：How Left-Brain Right-Brain Differences Shape Everyday Behaviour

ISBN 978‑7‑111‑73274‑7

Ⅰ.①侧… Ⅱ.①洛… ②陶… Ⅲ.①脑科学-普及读物 Ⅳ.①R338.2‑49

中国国家版本馆 CIP 数据核字（2023）第 097337 号

机械工业出版社（北京市百万庄大街 22 号　邮政编码 100037）
策划编辑：坚喜斌　　　　　责任编辑：坚喜斌　刘林澍
责任校对：牟丽英　彭　箫　　责任印制：常天培
北京铭成印刷有限公司印刷
2023 年 7 月第 1 版第 1 次印刷
145mm×210mm·7.25 印张·1 插页·130 千字
标准书号：ISBN 978‑7‑111‑73274‑7
定价：59.00 元

电话服务　　　　　　　　　　网络服务
客服电话：010-88361066　　　机 工 官 网：www.cmpbook.com
　　　　　010-88379833　　　机 工 官 博：weibo.com/cmp1952
　　　　　010-68326294　　　金 书 网：www.golden-book.com
封底无防伪标均为盗版　　　　机工教育服务网：www.cmpedu.com

谨以此书献给拉娜，了不起的左撇子！

前　言

我认为，我的身体和我的思想就是左撇子和右撇子的关系。

——凯丽·费雪（Carrie Fisher）

人类的行为是左右失衡的。我们的身体是相对对称的，至少在外表上是这样的，但我们的行为方式却不是这样的。可能的情况是，你的左手和右手看起来几乎没什么差异，但几乎90%的人更喜欢用右手写字、投掷、进行几乎一切需要高技能的活动。然而，当抱着新生儿时，我们大多数人都习惯把婴儿抱在左侧。当我们摆姿势拍照时，无论是16世纪的手绘还是Instagram上的现代自拍，我们都倾向于把左脸颊向前伸。当亲吻爱人时，我们倾向于把头向右歪。为什么我们的行为如此偏向一侧？这又教会了我们关于大脑的什么信息呢？我们如何利用这些信息，让我们在将自拍照发布到"在线约会资料库"时更有吸引力？或者，我们如何用图像处理软件编辑政治广告的数码照片，让候选人对特定的政治群体更有吸引力？了解左右脑的差异如何塑造我们的观点、倾向和态度，能帮助我们在艺术、建筑、广告甚至体育方面做出更好的选择吗？我将在本书的结尾解读人类大脑功能偏侧化如何影响我们的日常行为，以及我们如何利用这些信息为自己服务。

在科学实验室里，或者在医院的脑部扫描仪上，抑或从单侧脑损伤的病例或脑部手术后的个体行为中，我们很容易发现左脑和右脑的功能差异。这些左右差异在普通人身上也很容易观察到，因为他们只是过平平淡淡日子的凡人嘛。我们的左右失衡行为就隐藏在众目睽睽之下。

我们肢体上的某些左右差异非常明显，而且由来已久、始终如一。例如，无论男性还是女性，来自马来西亚还是法国，都有90%的人是右撇子。此外，根据对古代文物和艺术品的分析，人类在超过5000年的时间里一直偏好使用右手。还有一些明显的"侧偏好"是最近才出现的，只有几百年的历史，比如，拍照时的侧脸造型。如果仔细观察描绘耶稣被钉在十字架上的宗教艺术作品，我们会发现，90%的作品呈现的是耶稣向右转头，左脸颊向前伸。我们怀抱婴儿时的侧向姿势也相当古老，从群体水平来看，大约70%的人将婴儿抱在左侧。

本书中调查的侧向行为与我们左右脑的潜在差异有关。每个人的大脑都是独一无二的，同样，每个人的脸庞也是独一无二的。大多数人的头骨内部都有相同的结构，具有大致相同的形状、位置和功能。但每个大脑都是不一样的。本书中分析的左右脑差异都是基于群体水平的。换句话说，这里讨论的"侧偏好"是一种趋势，适用于一大群人，但不一定适用于群体中的每个人。以惯用手为例：在群体水平上，人们惯用右手的倾向是存在的，但也有一些人是左撇子。我们知道90%的人是右撇子，但这并不意味着世界上每一个左撇子都有什么问题或与右撇子根本不同。这同样适用于大脑偏侧化的其他个体差异。90%的人的左脑在语言方面占主导地位，但这并不意味着10%的右脑优势者对口头语言或书面语言的熟练程度不高。

在某些情况下，这些偏侧化行为的个体差异可以揭示一些问题。例如，大多数新妈妈用左手抱婴儿，但在患有抑郁症的母亲中，用右手抱婴儿更为常见。如果你更喜欢把你的小宝宝抱在右边，这是否意味着你抑郁了呢？绝对不是。然而，抑郁症在右卧爱好群体中比在左卧爱好群体中更常见。本书的宗旨是探索群体水平的"侧偏好"和群体趋势的"侧效应"，而不是针对个人的诊断或分析。

我们在继续分析之前，先发布一则声明：请注意，本书调研的左右脑差异是相对的，不是绝对的。我是大多数右撇子中的一员，但我的左手并非完全无用。我经常用左手来完成一些不太需要技巧的任务，如拿起物品和搬运物品，而且我可以用我的左手投篮，偶尔会在 H-O-R-S-E 投篮赛中获胜。同样，我从功能性核磁共振成像扫描中得知，我的左脑主要负责语言。然而，这并不会让我的右脑变成"功能性文盲"。我的右脑可以阅读和理解几种语言的单词，但速度、流畅度和细微差别都不如我的左脑，甚至常常把语序给搞混了。不过如我所说，左右脑之间的差异是相对的，而不是绝对的。左脑和右脑相互连接，通过令人印象深刻的白质结构（即胼胝体）从一侧投射到另一侧。

左右脑合作，形成感知、记忆，甚至偏好。左脑或右脑要对其中任何一件事负责的说法，不仅仅是过分简化的，也通常是错误的。想想这个例子：我十几岁的女儿米列娃走进客厅，我惊呼："鞋子真漂亮！"她的左脑可能更擅长破译口头语言，就其本身而言，它可能会把我的话理解为一种赞美。但是，如果我在说这句话的时候使用了讽刺的语气呢？"鞋子真——漂——亮！"通常，由右脑主导的音高和音调解码能力会检测到意思的变化，米列娃就可以在离开房间时嘲笑我缺乏时尚感了。

抛开免责声明不谈，在群体水平上，左脑和右脑之间存在着许多结构、化学和功能上的差异。右脑比左脑更大、更重，含有更多的白质（脑细胞，覆盖着一层叫作髓磷脂的脂肪绝缘物质），而且组织更分散，组织间相互连接更紧密。相比之下，左脑更小、密度更大，包含的灰质（神经细胞）比例更高。如果我们从头骨中取出一个标准的大脑，从上面看，它往往呈现出扭转的、逆时针的外观，右脑的额叶向前延伸更远，而左脑的枕叶（最后面的部分）向后延伸更远

（见图1）。左脑和右脑之间还有更多差异，如颞平面（与
语言处理有关的结构）通常在左脑中更大。这些只是生理上
的差异，而本书讲的是功能上的差异。

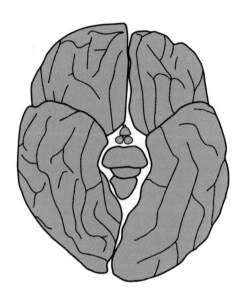

图1 从下面看大脑，右脑的额叶通常向前延伸得更远，左脑的
枕叶则向后延伸得更远；从上面看大脑，它呈现出扭转的、逆时
针的外观。

最著名的功能差异是左脑的语言优势。从对脑损伤、脑
部手术和脑功能成像的研究中，我们得知90%的人都是左
脑主导语言的。左脑还擅长感知语序（即句法）来理解短语
的意义（如"狗咬人"和"人咬狗"），感知音乐节奏，执

行逻辑顺序，规划动作序列。相反，右脑擅长感知情绪（尤其是负面情绪）、空间信息、音乐的音高或旋律、说话的语调及图片、声音和空间中的主题，并且擅长面部识别。

　　脊椎动物神经系统最显著和最令人困惑的特征就是它的"对侧组织"。对于每一种已知的脊椎动物（甚至是来自寒武纪的无颌鱼，或称无颚鱼）来说，右脑控制身体的左侧，而左脑控制身体的右侧。同样的左右交叉作用也适用于进入神经系统的信息。触摸左手会被右脑感知，反之则亦然。对于我们的某些感官来说，这种交叉效应比其他感官更完整。对于视觉信息，几乎所有的左侧信息（不是直接通过左眼，而是来自左侧的数据到达双眼）投射到右脑（见图2）。听觉则略有不同，大约70%的信息从左耳投射到右脑。为什么我们的神经系统会像这样交叉作用呢？我不知道。但事实就是这样。

　　当你读这本书的时候，你有时会搞混你的左边和右边，但这不是你的错。这并不意味着你有什么不对劲。有时，我需要你做一些花哨的脑力体操，我相信我们可以借助一两张照片，一起驾驭这些"左右"难题。图2显示了视觉系统中的交叉效应，看起来很简单：左边的空间通向右边的大脑，反之亦然。右脑专门负责面部识别，这导致我们在自拍时偏向于左脸颊对着镜子。当我开始描述上述现象时，你必须想象一个人的哪半边脸在视野的中心；想象两个人面对面的时

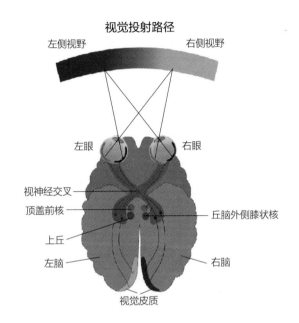

视觉投射路径

左侧视野　　　　　　　　　右侧视野

左眼　　　　右眼

视神经交叉

顶盖前核　　　　　　　　丘脑外侧膝状核

上丘

左脑　　　　　　　　　　右脑

视觉皮质

图2　人类神经系统呈现出对侧组织，其中来自一侧空间的信息主要由另一侧大脑加工处理。这张图详细说明了视觉信息的交叉效应，同样的原理也适用于大多数的其他感觉系统和运动调控。

候，哪半边脸在哪半个空间，然后在脑海中再次颠倒左边和右边，因为我们正在讨论的场景就是某人在镜子里看自己！

本书的谋篇布局逐一呈现了我们身体中的侧偏好，这会给人一种印象，以为这种左右偏好总是相互独立的，但事实并非如此。例如，我们惯用手的侧偏好（见第一章）与我们惯用脚、惯用耳和惯用眼的侧偏好（见第二章）密切相关。摆造型拍照的侧偏好（见第六章）也与我们在同一件艺术品中瞥见的光源方向偏好（见第七章）有关。这并不意味着一种侧偏好必然导致另一种侧偏好。我将在不同的章节中分别讨论不同的侧偏好，这并不意味着它们是离散的、独立的现象，其中许多是相互联系的。我们对每个侧偏好进行了独立研究之后，后记部分致力于将这些孤立的现象串联起来。

目　录

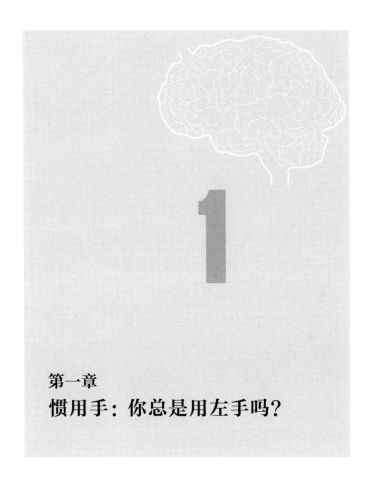

第一章

惯用手：你总是用左手吗？

我用右手喝咖啡，用左手抽烟。但是我用两只手说话。

——乔治·伯恩斯（George Burns）

　　"侧效应"的最著名和最明显的案例就是用手习惯。人类大脑的偏侧化明显体现了我们在群体水平上对右手的普遍偏好。惯用手不是新发现或新开发的侧偏好，甚至在《圣经》等古代文献中也有提及。但不知何故，用手习惯成了研究最多的、最神秘的侧偏好。这是一种每个人都会留意的左右偏好，即使你没有在专门研究用手习惯的海量图书中挑一本阅读，我猜你也曾在某个时刻反思过自己的用手偏好。即使是惯用手的轻微受伤也会让你相信，甚至是尴尬地提醒你，另一只手是多么无用。

　　出于所有这些原因，对惯用手的解析，既是开启我们对日常生活中左撇子和右撇子的讨论的最佳篇章，也是最糟糕的一章。但我别无选择。正如你们将在接下来的各个章节发现的那样，惯用手影响了（是影响了，而不是引起了）本书中所讨论的大多数其他侧偏好。我们在研究其他侧偏好的时候无法逃避错综复杂且无所不在的惯用手影响。为了与其他章节的重点保持一致，我会把我对惯用手的讨论限制在日常生活的镜头中，所有其他的左右偏好都是通过这个镜头来描述的。

群体中右撇子的比例是多少？我能提供简短的回答，也能给出冗长的答案。简短的回答是，群体中大约有90%的人是右撇子。但是，长篇大论的答案呢？这个比例取决于一个人的出生地，也取决于这个人出生的时间；这个比例取决于一个人成长的文化和环境，也取决于这个人的性取向；这个比例甚至取决于一个人的成长轨迹，以及在出生过程中或之前是否有什么东西出了差错；这个比例还取决于一个人的性别。但情况也就这么简单。这些因素可能会把10%的比例推高一些，但也只是一点点。除左撇子大会外（尽管有一些针对左撇子的虚拟集会，甚至是面对面的集会，尤其是8月13日"国际左撇子日"），你永远不会在某个时间、空间或文化背景中找到一个超过50%的人喜欢用左手的庞大群体。

让我们开始研究一下惯用手历史的时间框架。现代图像档案中有大量关于惯用手的数据。我们可以查看一些图片，如人们在重要文件上签名的照片，甚至可以查看几十年前的棒球卡背面，这样即便在一个人死后仍能评估其用手习惯。这类记录只能追溯到目前为止。如果我们问，人类习惯用右手有多久了，答案在哪里？早期的书面记录很少，但也不是没有。例如，《圣经·士师记》第20章15–16节中描述了一场由700名左撇子或双撇子和2.6万名右撇子战士参与的战斗。

然而，我们可以追溯到比圣经更久远的时代，甚至可能是几百万年前。南方古猿的狩猎方式表现出惯用右手的迹象！旧石器时代的石器工具揭示了右手工具制造者旋转石芯的有力证据。我们在北京人制造的石器工具中也可以看到类似的图案。此外，地球上几乎每一种早期文化都产生了人们从事各种活动的图像，如狩猎。在其中一些图片中（见图3），我们可以清楚地看到一个人习惯只用某只手扔东西或拿物体。在克罗马侬人的手画中，在北美土著艺术的考察中，在公元前2500年至公元前1500年的贝尼·哈桑和底比斯墓的绘画中，我们都可以看到对右撇子的强烈偏爱。

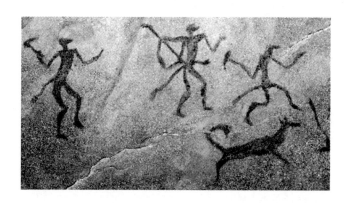

图3　跨越几个世纪的洞穴壁画倾向于描绘人们用右手拿东西。

在一项对 1.2 万多件明确描绘用左手或右手进行动作的艺术品的调查中，92.6% 的艺术品展示了右手优势，这些艺术品的创作时间从公元前 15000 年到公元 1950 年（见图 4）。随着时间的推移，这种侧偏好现象非常稳定。例如，公元前 3000 年以前的图像占 90%，公元 500 至 1700 年的图像占 89% 至 94%。使用这种公认的不寻常的研究技术，右手习惯似乎在过去的 5000 年里基本没有改变！

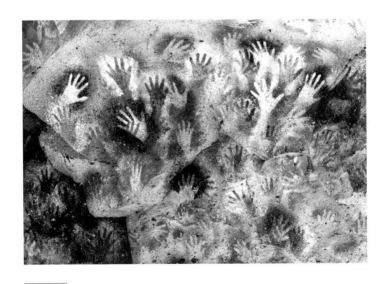

图 4　来自阿根廷巴塔哥尼亚的一个洞穴（平图拉斯河手洞）的壁画，大多展示的是左手。这些图像可能是在公元 700 年左右由奥尼肯克人（Aónikenk）的祖先制作的。尽管大多数图像描绘的是左手（829 只左手，31 只右手），但这些图像被认为是惯用右手的证据，因为左手可能是"模板"，而右手拿着由鸟骨制成的喷雾管来创作图像。

但事情没那么简单。在公元 1900 年左右出生的人中，大约有 3% 的人是左撇子，但在那之前和之后，左撇子的比例大约是 5000 年平均水平的 10%。世界上最好的一组惯用手数据，基本上是偶然出现的。1986 年，当我还是个孩子的时候，我的父母是《国家地理》忠实的订阅者，那年 9 月，一本最不寻常的杂志送到了我家的邮箱。它里面有一张"刮一下、闻一下"卡片，邀请超过了 1100 万用户识别卡片上的气味，回答人口统计学的一些问题，然后将卡片寄回杂志社。人口统计问题中有两个是关于用手习惯的，要求读者填写自己书写和投掷用哪只手。问卷调查的结果令人难以置信。超过 140 万人返回了填好的卡片，尽管用手习惯似乎与嗅觉辨别无关（这是该调查的首要动机之一），但人口统计学变量之间的相互关系非常有启发性，尤其是这样一组庞大的数据。

来自该数据的原始报告指出了两个关键发现。一个妙趣横生，另一个则令人费解，还有些令人担忧。有趣的发现是，男性报告自己是左撇子的可能性比女性高出 25%。这是第二个吸引人注意的发现。左撇子在 1950 年以后出生的受访者中相对普遍（记住，这项调查是在 1986 年进行的，彼时 1950 年以后出生的人应该最大只有 36 岁），但是，左撇子在较早出生的老年人中越来越少见，在 1920 年或以前出生的受访者中，只有 3% 或 4% 的人是左撇子。第二组数据的规模较小，涵盖了同一时期（这次抽样的主要对象是英国人，而不是美国公民），复制了同样的模式。19世纪末到1920年间出生的左撇子都在哪里？左撇子在这一群体中的频率是否低得多，或者更糟糕的是，左撇子的死亡率更高，导致老年左撇子的比例非常小？

最简单也最可怕的解释就是后一种：也许左撇子比右撇子死得早。从表面上看，这似乎是一个非常容易检验的假设。你所需要做的就是看看左撇子和右撇子的死亡率或预期寿命的统计数据。然而，策划和解释最近一些研究结果的复杂性可能会让你感到惊讶。在我们进入具体的研究之前，我需要详细介绍解决这类问题的两种截然不同的方法。当心理学家研究一个人一生中的变化时，他们可以采取两种截然不同的方式。对左右偏好的研究属于横向研究，同时调查不同年龄的人。我之前描述的《国家地理》的研究正是这样做的。纵向研究则有所不同：在一段时间内跟踪同一个人，反复测试他，寻找时间跨度内的变化。

左右手偏好和年龄关系的研究非常清楚。人们一直发现，在年轻人中左撇子比例很高（通常超过10%），而在老年人中左撇子比例很低（通常为2%至5%）。对于这种效应有许多可能的解释，最明显的就是社会压力。100年前，反对左撇子的社会压力是巨大的。我自己的亲戚们也分享过这样的悲惨故事：左撇子同学的左手被反绑在背后，他们被迫用右手写字。这样的练习是为了将天生的左撇子转变为"勉强的右撇子"（在第十二章"运动偏好"中，你还会了解到一些相反现象的例子，鼓励运动员在特定的体育项目中成长为"勉强的左撇子"）。也许大量的左撇子根本没有消失，也许他们只是被迫改用右手。对这种"社会压力"的解释的一个更简单的版本是，这种压力导致人们不愿意报告自己是左撇子。

然而，故事并没有就此结束。也有研究对同一个人进行了一段时间的跟踪，这些研究也可以详细说明左撇子寿命的缩短。这类研究相当困难。你需要有准确和完整的记录，包括大量人群的用手习惯和死亡率测量（日期）。你到哪里去找这样的记录？如果你猜的是"运动"记录，说明你很有观察力。如果你猜中了"棒球"记录，恭喜你荣获白金卡。众所周知，棒球是一项痴迷于统计数据的运动，在这些记录中，包括了球员惯用手的细节。

根据《棒球百科全书》（The Baseball Encyclopedia）的统计数据，斯坦利·科伦（Stanley Coren）和黛安·哈尔彭（Diane Halpern）检索了书中详细描述的 1975 年以前去世的每一个运动员的数据，然后计算出在特定年龄时的死亡风险，将他们的用手习惯考虑在内。他们从运动员 20 岁开始研究，发现与右撇子相比，左撇子早逝的可能性并不大。但他们发现，从 33 岁开始，左撇子在下一个生日之前死亡的可能性比右撇子高 2%。貌似 2% 并不多，但年复一年，就产生了累积效应，仅这一数字就可以解释老年人中左撇子相对稀少的原因。在《棒球百科全书》中，右撇子运动员与左撇子运动员的平均寿命相比没有那么大的差异。右撇子运动员的平均寿命为 64.64 岁，而左撇子运动员的平均寿命为 63.97 岁。这项研究得到了大量的媒体关注，包括《减肥族》（Weight Watchers）杂志的一篇专题文章，但也招致了许多批评。一些最热烈的批评者本身就是左撇子，这似乎属于利益冲突问题。不过，左撇子们提出了一些极好的批评。除了对原始研究中的统计方法的担忧（我在这里不再赘述细节），批评者还提出了一个极好的观点，即在棒球运动中，只有特定的位置才会吸引左撇子球员。更具体地说，左撇子球员通常是投手。在棒球场上，投球也是压力特别大的工作。如果导致过早死亡的是压力，而不是惯用手呢？关于左撇子寿命较短的观点至今仍有争议。科伦和哈尔彭复制并延长了他们的寿命效应，在板球运动员身上也观察到了类似的结果。然而，其他一些研究没有发现类似的效果，还有人批评这些研究中使用的方法。

我们已经确立了惯用右手的习惯，但没有考虑到区域差异的问题。左撇子的流行程度确实因地点而异，但我们看到的变化是程度问题，而不是方向问题。这个世界不存在"左撇子文化"。1836 年，英国医生托马斯·华生（Thomas

Watson)在《伦敦医学公报》（*London Medical Gazette*）
上完美地表达了这一观点：惯用右手者多于惯用左手者在所
有国家和民族都是普遍现象。我相信人们从来没有发现过左
撇子的民族或部落。在最近才为文明世界所知的北美那些与
世隔绝的部落中，没有一个是例外的。

华生医生近200年前的断言在今天仍然和当时一样正
确，但它并没有解决左撇子比例的区域差异问题。人们正
在达成共识，认为存在这种差异，但对比例本身没有达成
一致意见，部分原因是不同国家在取样方法上存在差异，
部分原因是一些国家的样本规模很小，因此很难与大国巨
大的样本量进行比较。另一个复杂因素是，将居住国与种
族或文化联系起来看似越来越不合适了。

有许多研究只是简单地比较了两个国家的左撇子比例，
从这些配对中得出了一些普遍的结论。例如，一项研究发
现，加拿大的左撇子占比为9.8%，而日本只有4.7%。一
项类似的研究比较了加拿大和印度的左撇子占比，得出了相
似的差异。在印度，左撇子的占比仅为5.2%。对亚洲国家
左撇子的调查显示，左撇子的占比通常很低，在3%至6%之
间，而白人样本的左撇子比例估计是两倍，甚至三倍。

将种族或民族对地理差异的影响与遗传因素区分开来的
尝试方法之一就是观察移民人口。1998年，以美国数千名医

学院申请者为对象进行调查的结果显示，白人申请者中有13.1%是左撇子，黑人申请者中有10.7%是左撇子，西班牙裔申请者中有10.5%是左撇子，而左撇子在越南申请者中只占6.3%、在韩国申请者中占5.4%、在中国申请者中占5.3%。根据《国家地理》杂志上的内容，类似的种族分布在非常庞大的美国数据集里也很明显。总的来说，这些结果表明了潜在的基因影响，而不是单纯的文化影响。

惯用手属于家族遗传。这种说法没有争议。用手习惯在很大程度上受一个人成长环境的影响。这种说法也没有争议。然而，如何调和这两种说法，尤其是当它们可以产生相反的预测时，是非常有争议的。在阅读关于惯用手基因的内容时，请记住以下免责声明：我不能提供简单的答案，仅仅因为有压倒性的证据表明基因对惯用手有影响，并不一定意味着只有基因可以控制行为。

根据一项针对家族惯用手模式研究的元分析（指的是一种综合了许多不同研究结果的分析，又叫荟萃分析），两个右撇子父母生下左撇子孩子的概率为9.5%。然而，如果父母中有一方是左撇子，这种可能性会上升到19.5%。奇怪的是，这种单亲效应似乎在母亲一方的家庭中更强。在母亲一方，如果父母都是左撇子，那么孩子成为左撇子的概率就会上升到26.1%。这些统计数据本身并不需要基因方面的解释。毕竟，很多非基因的东西都是家族遗传的，比如，有些人偏爱肉桂面包或瑞典汽车。像这样的影响可能完全是由父母的压力造成的。然而，同时考虑收养家庭因素时，你会发现有相当令人信服的证据支持遗传机制。与养父母相比，被收养孩子的用手习惯更有可能遵循其亲生父母的用手习惯。

让我们回想一下我们上高中时喜欢的孟德尔遗传学课程，在上一段落中能让人印象深刻的数字突然不再引起共鸣。还记得期末考试的时候填写的那些庞纳特方格吗？无论我们是预测豆荚里豌豆的颜色，还是父母患囊性纤维化的概率，在计算庞纳特方格的等位基因时，唯一重要的百分比是0%、25%、50%和100%。7%和21%的左撇子比例不符合。如果仔细观察的话，我们也许能把26%模糊成25%，但即便如此，如果想让左撇子的概率高达25%，也需要父母双方都是左撇子。显然，惯用手属于家族遗传，但似乎不受单一基因（显性或隐性）的可预测的简单控制。

这些数学比例很麻烦，但也有参考价值，大多数早期的惯用手遗传理论认为，惯用手确实是一种隐性性状，其比例应遵循孟德尔遗传学的规律。

然而，左撇子遗传模式的复杂性并不符合这种遗传模式。大多数最近的惯用手遗传理论解释了这种复杂性，要么提出一个涉及多个基因的多基因模型，要么在单基因模型中添加了"偶然性"因素。例如，克里斯·麦克马纳斯（Chris McManus）和 M.P.布里登（M.P.Bryden）提出了一种遗传理论，其中一个等位基因 D 编码右撇子，而另一个等位基因 C 则对应于偶然性，可以导致相同比例的右撇子或左撇子。因此，DD 型个体 100% 是右撇子，CD 型或 DC 型个体 75% 是右撇子，CC 型个体发展为右撇子或左撇子的机会各有 50%。较之早期更简单的理论，这些比例更接近却依旧不能完美匹配流行数据。

无论是单基因还是多基因，或者是否存在偶然因素，基因本身都不太可能决定用手习惯。相反，基因可能会编码另一种影响惯用手的过程或底物，而基因本身必须首先与环境相互作用才能被激活。显然，用手习惯受基因影响，但同样清楚的是，这些影响是复杂的，可能与个人的环境（包括文化背景）相互作用。下次看到如 2019 年 9 月 5 日 BBC 的"发现左撇子 DNA"等浮夸标题时，不要误以为这么特别的问题可以简单地解答。

显然，用手习惯是家族遗传的，但同样明显的是，基因只是部分原因。还有什么可能导致左撇子呢？当然是环境。我们的基因并不存在于真空中，是环境决定了基因何时、如何及以何种组合"表达"自己。环境可以触发反应，甚至可以限制反应的范围或抑制反应的发生。环境的影响也可以更直接地影响用手习惯，而不是调节基因的影响。这些环境影响可能包括社会和父母的压力，尤其是在生命早期。惯用手也可能与宫内环境有关，包括物理因素，如胎儿位置、分娩时的压力，或者激素等化学因素（尽管后者可能也受遗传影响）。它们甚至可能产生于异常的细胞分裂和孪生。

也许这些解释中最简单的就是父母的压力塑造了孩子的用手习惯。毕竟，我们已经证实，孩子的左撇子父母和其他亲戚越多，他们自己就越有可能成为左撇子。"双撇子文化社团"的创始人兼名誉书记约翰·杰克逊（John Jackson）是这一观点的早期支持者。1905 年，他声称大多数人都是右撇子，因为他们的父母是右撇子，任何一个孩子在适当的环境下都可以是右撇子、左撇子，甚至是双撇子。为了充分利用这种灵活性，杰克逊建议，我们应该教所有的孩子交替使用任何一只手，使他们双手功能都灵活自如。20 世纪 40 年代，纽约市西奈山医院的儿童精神病学主任亚伯兰·布劳（Abram Blau）也认为父母的影响导致了孩子后来的用手习惯，但他的观点更为消极，因为受到了西格蒙德·弗洛伊德（Sigmund Freud）精神动力学观点的影响。具体来说，布劳断言，左撇子通常是儿童早期"情绪消极"的结果，并且没有任何直系血亲的基础。

像这样严格的环境解释有一些明显的缺陷。用手习惯是家族遗传，而且完全有可能部分影响来自环境效应。然而，惯用手遗传在直系血亲的家庭中，与用手习惯无关，而且可能与实际抚养孩子的人所处的环境无关。在收养家庭研究中，孩子的用手习惯与亲生父母的关系比与养父母的关系更密切。我们还知道，50 个世纪以来，左撇子占总人口的比例一直相对稳定。如果环境本身决定了用手习惯，而环境通常对左撇子不利（有时甚至是强烈抗拒），为什么这种特征会持续几个世纪？此外，即使两个个体的环境和基因几乎完全相同，如一起长大的同（单）卵双胞胎，也未必会表现出相同的用手习惯。最后，早在任何产后影响有机会挑战孩子的用手习惯之前，我们就在子宫内看到宝宝用手偏好的迹象了。

另一些人则采取了解剖学的方法，将惯用手归因于某些明显而确凿的左右身体差异。毕竟，相较于人体其他部位影像的明显不对称，我们在大脑中看到的解剖型左右差异就是小巫见大巫。也许最明显和著名的例子是心脏向左移位。然而，即使我们的一些成对的器官，如肺脏和肾脏，或者性器官，如卵巢和睾丸，也表现出非常明显而确凿的解剖型不对称。我们身体中的这些左右差异是否会导致人群对右撇子的偏好？

也许这些主张中最著名的是"剑盾理论"，该理论通常被认为是英国历史学家和杂文家托马斯·卡莱尔（1795—1881）提出的，尽管劳伦·哈里斯（Lauren Harris）认为，医生兼医学家菲利普·亨利·派-史密斯（Philip Henry Pye-smith，1839—1914）才是该理论的鼻祖。哈里斯引用派-史密斯的话如下：

如果我们的 100 个双撇子的祖先在文明中迈出一步，发明了盾牌，我们可以假设一半人右手持盾、左手战斗，另一半人左手持盾、右手战斗。从长远来看，后者肯定比前者更能避免致命的伤害。因此，用右手战斗的种族将通过自然选择的过程逐渐发展起来。

当时，查尔斯·达尔文新发表的进化论对维多利亚时代的科学家来说是最重要的。因此，"剑盾理论"会因为其独创性和简单性而获得支持。然而，这一理论预测了在青铜时代（剑和盾首次出现）之后出现的人群惯用右手现象。从洞穴壁画和史前工具中我们知道，远在第一把剑出现之前，惯用右手的习惯就已成为常态。此外，该理论所描述的早期参战者通常是男性，因此可以预测，男性左撇子比例较低是由于性别特异性选择压力的原因。然而，左撇子男性和左撇子女性的比例是 5：4，这是"剑盾理论"未能预测的。最后，在罕见的情况下，一些人会表现出内脏逆位或不对称，包括心脏和其他器官的左右颠倒现象。患有内脏逆位的人并不比没有这种异样的人更频繁地表现出左撇子倾向。在 160 名携带这种罕见异常特征的人中，只有 6.9% 是左撇子。

在第五章中，我们会研究父母抱孩子的姿势，彻底探索另一个"心脏"理论。目前，我们暂且把这些表象放在一边，"父母抱婴儿"理论的核心主张是，父母倾向于把婴儿抱在左侧（靠近心脏），这种"往左抱娃"的安排有助于用父母的心跳声来抚慰孩子，也让父母在抚养孩子时，右手可以自由地执行熟练或复杂的任务。支持这一理论的证据几乎无处不在，包括数百年前以"父母和孩子"为主题的画作，或几分钟前在 Instagram 上的"父母和孩子"主题帖。显然，父母更喜欢把孩子抱在左边。该理论解释了这种侧偏好，还正确地预测了女性惯用右手的更高比例。鉴于在大多数文化中，女性在传统上承担了更多的养育孩子的责任，如果其动力源自"往左抱娃"的偏好，那么右撇子的选择压力应该更大。

然而，这一理论在解释用手习惯的原因时，主要存在几点不足。也许最明显的缺陷是，该理论侧重于父母的用手习惯，而不是孩子的用手习惯。当人类到了抚养孩子，甚至是抱娃的年龄时，惯用手已经牢牢地确立了。此外，"往左抱娃"的安排应该对孩子（而不是父母）的用手习惯的开发有更大的影响。当孩子被"抱在左边"时，他（她）的右手被"别"在父母的身体旁边，而左手则相对自由地伸展和抓握。如果说这种侧偏好影响用手习惯，那么它应该鼓励儿童用左手。尽管存在这些缺陷，第五章会告诉你，这种"抱娃侧偏好"在性别、时间、地理位置甚至物种上都是一致的。

有关用手习惯的其他发展理论更具争议性，有些甚至令人不安。这种观点的最极端版本认为，左撇子本身是发育过程中某些器官病变的结果，比如，在分娩过程中大脑受损。将左撇子描述为一种"综合征"引起了很多关注。20 世纪 80 年代末，神经学家诺曼·格斯奇温德（Norman Geschwind）和阿尔伯特·加拉布尔达（Albert Galaburda）提出了一个引人注目的解释。他们将其理论描述为"三元论"，但它被普遍称为"产前睾丸激素理论"，也是有充分理由的。该研究声称，产前睾丸激素水平的升高是导致大脑"正常支配模式"偏离的原因。有几个原因使该理论引人关注。第一，格斯奇温德自己以令人信服且魅力四射的方式推进了该理论。第二，该理论提供了简单而优雅的机制。第三，貌似该理论解释了大量先前无法解释的、与用手习惯无关的相关性。

也许这些相关性中最明显的是用手习惯的性别差异。左撇子在男性中更为常见，这使睾丸激素水平升高的说法在直觉上是合理的。该理论也与男性自身免疫和语言障碍的较高患病率、两性不同的成熟率及左撇子与过敏、自身免疫疾病、脑瘫、克罗恩病、阅读障碍、湿疹、雷特综合征、精神分裂症和甲状腺疾病之间的相关性一致。产前睾丸激素水平升高有助于解释这些相关性，因为睾丸激素可以影响许多组织的生长，并对胸腺等免疫结构的生长有抑制作用。睾丸激素还能影响一些大脑结构的发育，包括下丘脑和边缘系统中的特定核团。

尽管它的简单性很吸引人，而且能够解释一些以前令人困惑的惯用手与几种病理之间的关系，但是，产前睾丸激素水平升高导致左撇子的观点给我们留下的问题比答案更多。为什么睾丸激素会选择性地减缓左脑的生长而不是右脑的生长？如果我们在婴儿出生前检测羊水中的睾丸激素水平，然后在 10 年到 15 年后对同一个人进行随访以评估用手习惯，为什么更高的睾丸激素水平与更高的右撇子比例有关，而不是左撇子？左撇子和病理状况之间的一些联系很难被复制。

"左撇子本身就是病态"的说法并不新鲜。亚伯兰·布劳提出了情绪消极理论，算是那个备受争议的立场的另一变体。布劳之后，还有些人声称，左撇子通常是由于出生时大脑承受的压力造成的。另一种不那么极端的说法认为，左撇子有时是病理的结果，或者至少是其他病理的标志。证据是，左撇子与先前讨论过的疾病之间的许多相同之处，以及与其他疾病之间的关联，如溃疡性结肠炎、口吃、骨骼畸形、精神病、创伤后应激障碍、重症肌无力、偏头痛、癫痫、耳聋和冠状动脉疾病。

也许支持这一理论的最好证据是左撇子与阿普加得分较低（阿普加评分是一种总分为 10 分的评分系统，旨在评估新生儿的健康和幸福感，考虑因素包括呼吸、心率、肌肉张力、反射和皮肤张力）的婴儿出生压力报告之间的联系。左撇子还与早产和出生体重低有关。所有这些特征在双胞胎中也更常见，而且，我们已经知道左撇子在双胞胎中更普遍。事实上，一旦你控制了孪生效应，这些特征与左撇子的联系就会消失。

关于左撇子是由出生压力或其他疾病引起的说法，还存在其他的问题。尽管医疗保健技术总体上取得了重大进步，特别是对生育过程的支持愈发完善，但左撇子的流行程度并没有下降。如果说真的有变化，那就是左撇子的出现频率在上升。该理论还预测，在卫生保健体系不那么完善的国家，左撇子的比例更高，但也没有证据证明这种趋势。最后，在某些身体脆弱的群体中，左撇子可能更多，但在"天才"群体中，左撇子的比例也过高，包括智商异常高的人、音乐家、建筑师、律师、专业人士的子女、视觉艺术的学生和智力早熟的人。甚至有证据表明，在教育水平相似的情况下，左撇子男性比右撇子男性赚得更多。

如果不描述令人不安和难忘的"双胎消失综合征"理论，对左撇子的潜在原因的讨论就是不完整的。有人称之为"卧底双胞胎"理论，这个理论不那么令人不安，但其基本细节是一样的。我们已经证实，用手习惯在家庭中流行，双胞胎在家庭中也很普遍，而且左撇子在双胞胎中更常见。但还有更多。相对少数（15%~22%）的同卵双胞胎表现出各种身体特征的"镜像"，如头发漩涡、指纹或胎记。大多数病例报告侧重于身体异常的镜像成像，尤其是牙齿异常问题。然而，甚至有一些罕见的完全镜像成像的病例报告，其中一个双胞胎显示内脏逆位。既然你读了惯用手的章节，就会自然想到，同卵双胞胎的镜像也适用于惯用手。在这些情况下，双胞胎中的一个发展为右撇子，而另一个则成为左撇子。

所以我们知道，左撇子在双胞胎中更常见，一些双胞胎表现出镜像特征，包括惯用手，但这是怎么回事？当一个孕妇在超声波检查中显示出多胎妊娠时，一个（或多个）胎儿可能无法存活。早在 1976 年，萨尔瓦多·莱维（Salvator Levi）就报告说，在最初的超声检查中观察到的多胎妊娠中，有 71% 的妊娠消失了，真是不可思议，最后妊娠以单胎出生结束。从那时起，还有人报告说，多胎妊娠的消失率在 43%~78% 之间。尽管这对我们大多数人来说可能很令人震惊，但一些生殖科学家并不特别惊讶。根据博克拉格（C.E. Boklage）的说法，双胞胎中失去一个成员，你可以将其简单地理解为人类生殖生物学高度不完善的一部分。大多数人的受孕在出生前就失败了。这对双胞胎没有什么不同，也没有什么神秘。但这里有一个神秘之处："双胎消失综合征"理论假定，左撇子通常有一个消失的双胞胎，有 10% 左右的右撇子也是这样。真是令人不安。也许我们中的许多人，不仅是左撇子，还都是"双胎消失综合征"的幸存者。

然而，"双胎消失综合征"理论不太可能解释所有的情况，甚至无法解释很多左撇子案例。即使该理论提出的机制是准确的，计算结果也是不合理的。我们假设左撇子的胎儿和右撇子的胎儿一样存活，左撇子是"双胎消失综合征"的幸存者（不幸死去的是右撇子胎儿），就应该有一个右撇子也成为"双胎消失综合征"的幸存者。大约10%的北美人口是左撇子。因此，即使每一对同卵双胞胎都显示出镜像成像，20%的孕妇（左撇子10%，右撇子10%）需要在某个时间点多次妊娠，才能解释目前左撇子的普遍情况。然而，多胎妊娠仅占3%。此外，只有15%的足月存活的双胞胎表现出镜像现象。由此推算出，多胎妊娠的流行率必须大于100%，才能把所有左撇子都算进去。

我们要了解左撇子是如何及何时出生的，就得考虑一下每年的某个季节。令人惊讶的是，一些研究发现，在特定的季节，左撇子的出生率有所提高。在一项针对近4万人的研究中，左撇子在3月至7月间出生的婴儿中更为常见，但仅限于北半球，并且仅限于男性。这种效应在南半球中发生了逆转。其他大型研究未能发现同样的侧效应。还有其他调查表明，男性左撇子倾向于在秋季或冬季出生，与另一项研究显示左撇子在11月到次年1月之间出生频率更高的研究基本一致。然而，在英国生物库中对50万人进行的检查未能揭示数据集中男性的这种侧效应，但确实发现，夏季出生的女性中左撇子的概率会稍稍提升。总的来说，这些结果是令人困惑的，而且，我们需要数量庞大的样本来检测一些微小的侧效应，还不知道这些侧效应是不是真的存在。也有可能，任何季节性的影响仅限于世界上的特定地区（也许是季节间气候差异较大的地区），特别是那些夏季较为温暖的地区。

对于左撇子读者来说，这一段关于制成品（特别是工具或器具）的侧效应不会有什么令人惊讶的地方。左撇子生活在一个惯用右手的世界里，这已经不是什么秘密了，我们对右撇子和左撇子的偏好的人口比例是 90% 比 10%，这转化成了对制成品更强烈的侧偏好。剪刀是一个明显的例子，有目共睹的是，更专业的剪刀，如用来剪切皮革、切割金属、修剪植物，甚至理发的剪刀很少有适用于左撇子的。绝大多数厨房用具都是为右撇子设计的，包括开罐器、开瓶器、汤勺、削皮器和量杯。左撇子可以使用这些物品的右撇子版本，但这很不方便，也不舒服，甚至可能导致受伤。更糟的情况是，工业工具更有可能是为右撇子设计的，试图用左手操作右撇子版本的钻床、带锯、台式锯或接合机，可能是非常危险的。不出所料，关于左撇子比右撇子更容易发生事故的报道，通常被归因于左撇子使用右撇子工具时需要经历的侧偏好陷阱。

本章要点汇总

目前我们全民盛行惯用右手，这不是什么新鲜事儿。很明显，无论在哪个时代，在世界各地，惯用右手都是常态。右撇子的相对流行程度确实存在差异，但没有证据表明在某个时间或地点，左撇子人数超过了右撇子人数。同样明显的是，惯用手在家族中存在，但对这种影响的简单遗传解释不能包括所有的左撇子。某些发育过程和环境机制导致了用手习惯，这可能有助于解释某些群体中左撇子的高发率。鉴于目前年轻人中左撇子的比例很高，而老年人中左撇子的比例很低，我们很容易得出这样的结论：左撇子的寿命不如右撇子长。然而，社会压力等因素至少是造成这种差距的部分原因。正如我们将在后面的章节中看到的那样，许多其他的侧偏好都受到用手习惯的影响，但说某个侧偏好是由用手偏好的差异单独引起的则不太可能。

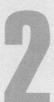

2

第二章
惯用脚：脚-眼-耳-鼻
连锁效应

脚的表情和手的表情一样多。

——尼古拉斯·尚福尔（Nicolas Chamfort）

.

侧偏好是个神话。认为一个人通常使用身体某一侧（例如，左手、左脚、左眼、左耳等）的想法显然是错误的。是的，有一些人在整个身体上具有非常一致的侧偏好，但这样的人少之又少。在某些情况下，这种极端和一贯的侧偏好实际上是发育性障碍或获得性障碍的结果。这是身体有问题的迹象。相反，有点"混合"是更正常的。在前一章中，我们发现大约90%的人是右撇子。除了惯用手外，几乎所有器官的侧偏好都较弱。惯用脚（足部）是右脚的占3/4到4/5。惯用耳和惯用眼是右耳或右眼的占2/3左右。因此，即使是一些基本的数学知识，也能立即告诉我们，许多人的侧偏好是复杂的。如果90%的人惯用右手，80%的人惯用右脚，66%的人惯用右眼，这意味着最多2/3的人对这三样东西有一致的侧偏好，而且都是右撇子。对某一事物呈现右撇子迹象，不能确定对其他事物也会展示右撇子偏好，不过，侧偏好现象可能会预测关于大脑功能偏侧化的其他方式，如哪一侧在语言中占主导地位。

正如我们在前一章中发现的，用手习惯会受到许多因素的影响，而生物学只是其中之一。尽管有大量证据表明，用手习惯受到基因的影响，而惯用手的培养在出生前就开始了，但我们的环境，包括文化环境，可能对用手偏好产生深远而持久的影响。文化习俗甚至可以决定用哪只手做"干净的"或"脏的"活动。然而，我们很难识别文化对其他器官的侧偏好的影响。如果我们从宗教典籍中寻找在特定情况下使用哪只眼睛、哪只耳朵或哪个鼻孔的指导，这方面的信息确实稀缺。我们很容易发现左撇子受到强制或胁迫而从用左手写字或吃饭转变为用右手的例子，但专注于脚、眼睛和耳朵的类似例子却是罕见的。这些器官不对称行为的干扰因素欠缺，是不是反而可以提供一个更加"纯粹"的、纯文化角度的窥视个人天生的侧偏好的机会？

惯用脚

惯用左脚或惯用右脚的现象可能非常明显，但可能没有用手习惯那么强烈，不过，这并不是一个特别公平的比较。在日常生活中，我们用脚互动的频率是多少？我们可能不会花太多时间用脚捡东西或用大脚趾在沙子上写我们的名字。相反，任何真正的"需要跑腿的差事"都可能是在猛踢球或踢足球等运动时完成的。具有讽刺意味的是，脚可能不会参与美式橄榄球，因为几乎所有的动作都是用手完成的。与我们每天用手拿起东西或移动物体的次数相比，脚是事后才被想到的，所以，这种现象不足为奇。

然而，大约 80% 的人更喜欢使用右脚。有很多方法可以证明这一点。当我还是研究生的时候，我设计了一份简短的足部评估问卷（见图 5）。它提出了两种类型的惯用脚问题。第一类侧重于用脚操作物体（踢球，捡弹珠，在海滩上弄平沙子），而第二类侧重于保持足部姿势或用脚支撑。

操作指南：请在下列活动的适当位置圈出你的用脚习惯。如果你总是（例如，95％或更多的时间）用一只脚完成所描述的活动，圈出"永远惯用右脚"或"永远惯用左脚"。如果你通常（大约75％的情况下）惯用某一只脚，可以适当地圈一下"通常惯用右脚"或"通常惯用左脚"。如果你使用双脚的频率相同（也就是说，你使用两只脚的时间各为 50％左右），圈出"常常双脚并用"。请不要简单地圈出所有问题的一个答案，而是想象自己依次进行每个活动，然后标记出适当的答案。

1. 你会用哪只脚把静止的球踢向正前方的目标？

　　"永远惯用左脚" "通常惯用左脚"
　　"常常双脚并用" "通常惯用右脚"
　　"永远惯用右脚"

2. 如果你必须用一只脚站立，你会用哪只脚？

　　"永远惯用左脚" "通常惯用左脚"
　　"常常双脚并用" "通常惯用右脚"
　　"永远惯用右脚"

3. 你会用哪只脚在沙滩上抹平沙子？

　　"永远惯用左脚" "通常惯用左脚"
　　"常常双脚并用" "通常惯用右脚"
　　"永远惯用右脚"

4. 如果你必须站到椅子上，你会先把哪只脚放在椅子上？

　　"永远惯用左脚" "通常惯用左脚"
　　"常常双脚并用" "通常惯用右脚"
　　"永远惯用右脚"

图 5　惯用脚评估问卷

5. 你会用哪只脚去踩一只快速移动的虫子？

"永远惯用左脚" "通常惯用左脚"
"常常双脚并用" "通常惯用右脚"
"永远惯用右脚"

6. 如果你要用一只脚在铁轨上保持平衡，你会用哪只脚？

"永远惯用左脚" "通常惯用左脚"
"常常双脚并用" "通常惯用右脚"
"永远惯用右脚"

7. 如果你想用脚趾拾起一个弹珠，你会用哪只脚？

"永远惯用左脚" "通常惯用左脚"
"常常双脚并用" "通常惯用右脚"
"永远惯用右脚"

8. 如果你必须单脚跳，你会用哪只脚？

"永远惯用左脚" "通常惯用左脚"
"常常双脚并用" "通常惯用右脚"
"永远惯用右脚"

9. 你会用哪只脚把铲子推进地里？

"永远惯用左脚" "通常惯用左脚"
"常常双脚并用" "通常惯用右脚"
"永远惯用右脚"

10. 放松站立时，大多数人的一条腿完全伸直以支撑身体，另一条腿轻微弯曲。相应地，你侧重用哪只脚支撑身体？

"永远惯用左脚" "通常惯用左脚"
"常常双脚并用" "通常惯用右脚"
"永远惯用右脚"

11. 是否有什么原因（例如，受伤）使你改变了对上述任何运动的惯用脚偏好？

是　　否

12. 你是否曾接受过特殊训练或鼓励，让你惯用某只脚进行某些活动？

是　　否

13. 如果你对第 11 题或第 12 题的回答是"是"，请解释：

是　　否

_____

_____

_____

图 5 惯用脚评估问卷（续）

我们对运动队（棒球队、板球队等）收集的惯用手数据进行研究，从而获悉了很多关于惯用手的信息。同样，许多关于惯用脚的研究也来自体育界，尤其是足球界。足球数据很复杂，因为球员从很小的时候就开始接受训练，尽可能平等地开发双脚的潜力。事实上，如果一个足球运动员过于单脚运动，通常被认为是糟糕训练的产物。

根据大多数的估计，80%的普通大众惯用右脚。与惯用手的数据相似，非常年轻的人更喜欢用左脚，而60岁以上的人则更喜欢用右脚。因为用脚偏好不像用手习惯那样受到文化压力的影响，所以，惯用脚实际上可能是测量"运动偏侧化"的更"纯粹"的方法之一。某些研究（包括我自己的一些研究）已经发现，相对于用手习惯，用脚习惯更能预测大脑的偏侧化。换句话说，知道你是惯用右脚还是惯用左脚，与试图根据用手习惯做出同样的预测相比，更容易预测主导语言处理的大脑是左脑还是右脑。这是一个令人惊讶且违反直觉的发现。毕竟，无论是书面文字表达，还是讲话时伴随手势（关于手势的更多信息，详见第九章），我们一直都在用手进行交流。

惯用眼

我们大多数人都有幸拥有两只功能完全正常的眼睛。除非我们打扮成海盗参加万圣节化装舞会，或者为了好玩而给一只眼睛戴眼罩，否则我们通常会同时享受两种非常相似但又截然不同的视角中的世界。由于两个瞳孔之间的距离很小（5~7厘米），每只眼睛传达的三维世界的视角略有不同，而视觉系统更聪明的技巧之一就是利用这两个视角呈现的图像之间的差异来帮助我们感知深度。这两幅图像之间的差异（统称为双眼视差）给出了大脑深度信号，差异越大，物体距离越近（见图6）。

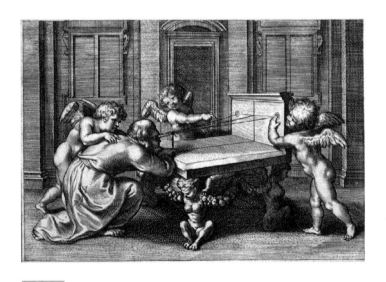

图6　由于两只眼睛之间的距离，每只眼睛处理的图像都有细微的差别，参见弗朗西斯科·阿圭伦（Franciscus Aguilon）1613年著作《光学》（*Opticorum*）中的彼得·保罗·鲁本斯（Peter Paul Rubens）插画，惯用眼效应在这里得到了验证。

大多数时候，我们通过两只眼睛来观察视觉世界。然而，很明显，有时某一只眼睛会主导视觉。如果我们从望远镜里看，从钥匙孔里窥视，用单目显微镜检查标本，或者用步枪瞄准镜瞄准，我们倾向于使用我们的主视眼。对于2/3的人来说，这是正确的选择。因为我们已经知道几乎90%的人是右撇子，我们可以清楚地看到，惯用手和惯用眼是不一样的。当然，大多数右撇子也习惯用右眼，而大多数左撇子也习惯用右眼。

从1593年意大利博学多才的詹巴蒂斯塔·德拉·波塔（Giambattista Della Porta）开始，科学家们对单眼优势的研究已经有至少400年的历史了，但成果甚少，尤其是较之惯用手的研究。目前，衡量单眼优势的方法多达25种，比如，询问人们用哪只眼睛看望远镜，又如，邀请人们通过执行单眼任务来展示惯用眼。在我自己的实验室里，我让参与者们双手合十，就像在祈祷一样，在双手之间留下一个小孔，然后通过小孔看我的鼻子。接下来，我记录从小孔中出现的是哪只眼睛（见图7）。

在一项包含54087名参与者的、对其他眼部疾病研究的大型分析中，惯用右眼的流行率几乎刚好占到总人口的2/3。当我们用问卷方式而不是绩效指标来测量时，惯用眼和惯用手更一致，但这可能是问卷方法"污染"的结果。有些人对每个问题都简单地选择相同类型的答案。（见图5的

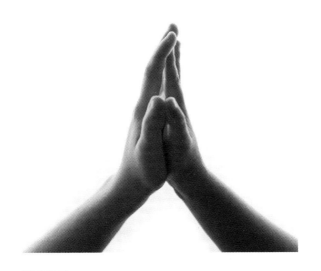

图 7 你可以让一个人双手合十，摆出祈祷的姿势，让此人通过两手之间的小孔观察你的鼻子，这样就可以评估他的惯用眼是哪只眼。让此人均匀地使用双手，就控制他简单地将惯用手举到同一侧眼睛前面的可能性。

问卷，想象一个参与者只是对所有项目选择"永远惯用右手"或"通常惯用右手"，而不是积极考虑具体问题中的具体场景。）

　　同样的大规模分析揭示了惯用眼的一些不寻常之处。该研究证实了惯用眼和惯用手之间的关联不大，但他们没有发现一个最有趣的点，那就性别差异。对于几乎所有的侧向行为，男性比女性表现出更明显或更频繁的影响。例如，男性比女性更有可能是左撇子。但即使有近 55000 人的庞大样本量，男性和女性在惯用眼方面也没有差别。真奇怪。

就像惯用手一样，惯用眼似乎也会在家族中遗传。孩子惯用左眼的频率随着父母惯用左眼的数量不断增加，但遗传模式并不遵循任何直接的、显性的孟德尔遗传模式，貌似惯用眼也不像惯用手那样成为遗传特征。

惯用耳

惯用耳与惯用眼有许多共同之处。得益于两只功能健全的耳朵，大脑可以利用声音的响度差异，甚至声音到达的时间差来感知声源的位置。当然，有时我们会用一只耳朵来听某事，如我们把一只耳朵贴在门上偷听别人的谈话，或者把电话举到一只耳朵旁。就像惯用眼一样，2/3 的人都惯用右耳，而惯用耳与惯用手之间并没有简单的因果联系。大多数右撇子惯用右耳，但大多数左撇子也惯用右耳。

惯用鼻孔

很容易想象惯用手或惯用脚会如何影响我们的行为。毕竟，在签名时，我们只需要一只手臂。不管是左臂还是右臂，单侧肢体的表达也很容易。运动员和音乐家可以同时学习在这些运动中发挥出色且独立的侧偏好。讨论主视眼或优势耳有点困难，这不仅因为我们需要关注感觉而不是运动，还因为我们通常用两只眼睛看，用两只耳朵听。要真正深入探讨主视眼或优势耳，我们需要援引一些特殊情况，如我们用一只眼睛看单目显微镜或将手机贴在一只耳朵上听电话。

鼻子也是"成对"的感觉器官。大多数人都有两个鼻孔，当然，世界上所有奇妙的气味，甚至不怎么好闻的气味，通常会以相同的强度同时渗透到这两个鼻孔中。

然而，每个鼻孔都有自己通往大脑的感觉通道，而且与眼睛或耳朵的投射完全不同，鼻子的主要投射方向是同侧的，它们主要供给与鼻孔同侧的大脑半球。对左鼻孔的刺激主要影响左脑，对右鼻孔的刺激则相反。

这也很奇怪。我们的手、脚、眼睛和身体其他大部分部位的感觉投射都是在与原始刺激源相反的大脑一侧进行处理的。鼻子就不是这样了。有没有这种可能，由于这些感觉通道，我们的两个鼻孔具有不同的能力或敏感性，我们系统地偏重其中一个，就像对其他的感觉器官一样？

我们用鼻子研究左右侧感觉的差异，有几种不同的方法。第一种方法，我们可以考虑左鼻孔或右鼻孔对特定气味的敏感度。我们一直在做这样的事情。比如，我们走进厨房，想知道我们有没有闻到炉子里的煤气味，或者我们闻一闻饮料里有没有酒精。这种灵敏度是为了探测一种特殊的气味。到底有没有呢？我们检验嗅觉行为的第二种方法是观察我们区分一种气味和另一种气味的能力。我们在比较香水或古龙水或为花束挑选花朵时都会这样做。第三种非常不同的检查鼻腔感知的方法是考虑气流的变化，以及由此导致的感觉和思考方式的变化。对于前两种情况，我们大多数人都有很多经验，但第三种情况就不太常见了。

我们可以先研究第一种方法，即检查左鼻孔或右鼻孔的敏感度。现有这方面的有效研究很少，而且得出了一些相当复杂的结果。有趣的是，调香师经常发现一个鼻孔比另一个鼻孔更敏感。一项研究观察了 19 名男性（普通人，不是调香师）的两个鼻孔对正丁醇（一种气味刺鼻的物质）的嗅觉敏感度的差异。研究发现，右撇子的右鼻孔更敏感，而左撇子的左鼻孔更善于感受。然而，还有研究发现，左撇子对右鼻孔的反应更灵敏，却未能发现用手习惯和两个鼻孔对气味的敏感度之间的任何关系。然而，对于气味辨别（区分一种气味和另一种气味）问题，出现了一种非常不同的模式效应。罗伯特·扎托雷（Robert J. Zatorre）和玛丽莲·琼斯 - 高特曼（Marilyn Jones-Gotman）发现，左撇子和右撇子都善于用右鼻孔辨别气味，而托马斯·胡默尔（Thomas Hummel）及其同事观察到，右撇子用右鼻孔辨别气味更适合，而左撇子用左鼻孔辨别气味更有效。

现在，让事情更加复杂的是，两个鼻孔通常会自发地相互充血或解充血。在正常情况下（比如没有感冒的时候），当一个鼻孔膨胀时，另一个鼻孔就会收缩，反之亦然。这种现象在 100 多年前被首次发现并记录。我们现在用"鼻循环"这个术语来指一个鼻孔的膨胀和另一个鼻孔的收缩。我们当中70%～80%的人都经历过这种常规循环，实际上，可以用热线风速仪测量每个鼻孔的相对气流。艾伦·瑟勒曼（Alan Searleman）及其同事做了这样的实验并发现，当人们被问及哪个鼻孔排出的空气更多时，他们往往猜错了。然而，他们测量到左撇子的左鼻孔气流更多，而右撇子的右鼻孔气流更多。

由于这种循环模式，有可能在循环的这一部分，获得更多空气的脑半球更加活跃。几项研究发现，语言或空间处理能力都有所增强，这取决于左脑（语言）或右脑（空间）在鼻循环的那个部分获得了更多的气流。

我自己做过的奇怪的研究之一是检查强迫单鼻孔呼吸对认知表现的影响。首先，我们通过让参与者对着镜子用鼻子呼吸来确定"主导"鼻孔。呼出较大"云雾"的那个鼻孔在当时占主导地位，呼出更多的气流。然后，我们让参与者在执行听力任务时用他们的主导鼻孔或非主导鼻孔呼吸。我们的参与者必须识别押韵词（比如，消灭、扑灭、浇灭、泯灭）的情感语调，用快乐、悲伤、愤怒或中性的语调说话。那些右鼻孔占主导地位并且被迫通过右鼻孔吸气的参与者在检测情绪目标方面具有强大的右脑（左耳）优势。因此，单侧呼吸似乎增强了右脑对任务的激活。所以，下次你打算尝试一些真正会让你的右脑感到吃力的事情时（也许是记住穿过玉米迷宫的路，或者是创作音乐），先试试右鼻孔用力呼吸。

以上是小众应用的呼吸法。还有一种被瑜伽练习者普遍接受的呼吸，即交替鼻孔呼吸法。大约在 5000 年前，有人首次描述了这种呼吸技巧。瑜伽对记忆有明显的影响，甚至有一些证据表明，交替鼻孔呼吸可以增强非语言记忆，如回忆数字或空间位置。

本章要点汇总

我们强烈的侧偏好并不局限于我们的双手。我们的脚、眼睛、耳朵，甚至鼻孔也倾向于表现出强烈而稳定的侧偏好。此外，这些侧偏好并不倾向于在不同器官之间"匹配"。10% 的人喜欢用左手，但 30% 的人更喜欢用左眼。而大多数惯用左眼的人都是右撇子。在那些罕见的情况下，当人们的整个身体有着非常一致和强烈的侧偏好时，可能意味着存在发育性障碍或获得性障碍。尽管这些侧偏好的特征缺乏一致性，但惯用脚、惯用眼、惯用耳和惯用鼻孔可以改变我们的感知与行动，在某些情况下（如单侧鼻孔呼吸），我们甚至可以利用这些侧偏好为自己服务。

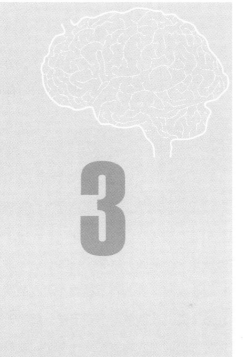

第三章
语言暗示：被你看扁了的左手

右手拥有荣誉、讨喜的头衔和特权，它可以行动、命令和索取。

相反，左手被人轻视，沦为一个卑微的辅助工具。

左手本身什么也做不了，但可以提供帮助、支持和抓握力。

——罗伯特·赫尔兹（Robert Hertz）

有多少次我们听到"温馨提示，你把左右的方向搞错了"这句话？即使在最好的情况下，保持左右方向正确也是很棘手的。如果我们遭遇任何左右方向上的困惑，写这样一本书就是一个雷区。尽管我在每一个主题上都花了很多心思去检查、反复检查、再三检查左和右的问题，但我真的很害怕在某个关键段落中不小心出错，最终让一个细心的读者完全迷失方向。但我有点操之过急了。我们将很快讨论与左右有关的积极偏好与消极偏好。

在教导人们如何分清左右时，我经常使用这样的技巧：让人们举起双手，伸出每只手的大拇指和食指，把其他手指收起来。当这个动作完成时，只有一只手摆了一个正确的 L 形，那就是左手。右手摆了一个反向的 L 形。当然，对字母有"反向镜像"问题的人，这种策略也帮不了他们。更持久的解决方案也可以是采用图 8 中一对适度的文身。

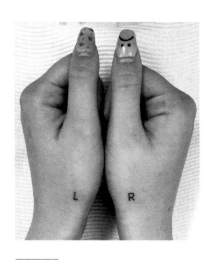

图8 · 澳大利亚文身艺术家劳伦·温泽
（Lauren Winzer）应一位客户要求，
设计了一个区分左右手的万无一失的永
久方法。

在医学上，出现左右混淆的错误尤其会造成问题，正如
著名的医疗电视剧《豪斯医生》（*House，M.D.*）中的一个
例子所示，一些病人甚至在手术前求助于在自己身体较健康
的部位写字，以确保医生瞄准的是正确的肢体。我的儿子最
近做了第三次足部手术，为了确定病情，在麻醉前会诊时，
严谨的外科医生在右脚的靶点上签了名，只是为了确保万无
一失。

在我们在世界上面临的所有不对称中，左右的差异往往
没有上下或前后的差异那么显著。正如我们将在第七章中看

到的那样，我们关于光源的假设包括一个强烈认为光来自上方的假设，还有一个隐约认为光来自左侧的假设。正如阿姆斯特丹自由大学（Vrije University in Amsterdam）语言使用和认知学教授艾伦·西恩基（Alan Cienki）所说："从人体和我们日常意识功能的角度来看，左右空间轴的两极分化非常弱，它所起的作用远不如上下轴和前后轴。"也许这就是为什么我们在儿童时期如此容易地学会区别上下（两岁时）和前后（四岁时），但许多人即使到了成年也很难区分左右。

如果分清左右是一种挑战，你并不孤单。大约五分之一的神经系统典型症状者报告说，他们经常左右方向混淆，而女性出现这种情况的可能性是男性的两倍多。我说的不是记不住去杂货店的正确路线是左拐还是右拐，或者记不住左右电器开关是打开厨房灯还是打开垃圾处理机。对每个人来说，保持这样的左右分明显然是不可能的，对吧？我说的是未能正确识别左和右。

许多其他方面非常聪明的人在区分左右方面有困难。可怕的是，关于这一现象最流行的研究是对医科学生进行的测试。这些研究人员发现，超过15%的学生在使用左右键时遇到了困难。我们希望15%的人不会选择专攻外科。有史以来一些出名的医疗错误是"错误侧位手术"，导致错误的器官被切除或治疗错误的肢体。在一个病例中，两名医生不小心摘除了唯一一个功能正常的左肾，而不是患病的右肾，这一错误对病人来说是致命的。

请看图9所示的测试，在近500人的样本中，15%的参与者在正确识别指定手是左手还是右手方面表现得很糟糕，几乎一半的参与者采用手动（模拟场景）的策略来解决难题。看起来可能很滑稽。然而，左右混淆可不是闹着玩的。它会导致导航错误、机动车事故、外科手术错误、标牌和广告错误，甚至是书本上的错别字。

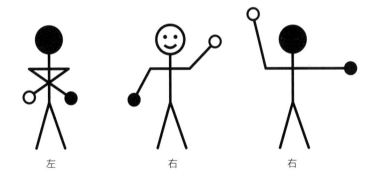

左　　　　　　右　　　　　　右

图9　左右方向的测试，参与者需要识别阴影区域的手是左手还是右手，该测试模仿了索尼娅·奥夫特（Sonja Ofte）和肯尼斯·休达尔（Kenneth Hughdahl）的一项研究（见第三章）。

现在让我们把问题进一步复杂化。在我们对左右混淆的讨论中，同样的简单而一致的词语已经应用于左右两边的所有事物。然而，在英语和其他语言中，还有大量描写左和右的描述符，其中许多都是带有效价的。我们还会发现，这不是一次机会均等的努力。表示左的词汇相当消极，甚至带有贬义，数量也比表示右的积极词汇多得多。

许多词的效价不同，左和右也不例外。尽管有些词是相对中性的，如街道或汤匙，但是感叹词，如"呸"或"哇哦"，有着明确的情感价值。还有些词有着更微妙的、含蓄的情感价值，如"蜘蛛"或"聚会"。有些人声称"左"和"右"属于中性词的范畴，但在本章的结尾，我希望说服读者，在不同的语言和文化中，"左"的含义通常是非常消极的，而"右"的含义通常是积极的。

甚至"右移"或"左移"的含义也传达了这种侧偏好。对新西兰的毛利人来说，右边是生命和力量的一面，而左边是死亡和软弱的一面。一些北美土著用右手代表"我"，而左手代表"别人"。举起右手表示"勇气、力量、生殖力"；相反，如果把右手转向左边，放在左手下面，根据上下文，意味着"死亡、毁灭和埋葬的概念"。

在许多宗教中，左、右有着不同意义。在一些文化中，左右分界也有卫生方面的因素，如右手用来吃饭、喝水等，左手则用来清洁自己。左右的宗教象征也体现在意象上。玛雅统治者被描绘成右手拿东西（见图10），而下属被描述成左手拿东西。

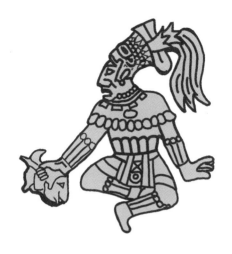

图 10 玛雅统治者（钻石王子）的雕像，
他的右手拿着一条鱼。

我们用来描述左和右的词语也同样抵触"左边"。在印欧语系甚至非印欧语系中，许多左右区分都是基于对立源词之间的分裂，如直/弯、强/弱、干净/肮脏、男性/女性、高/低、年长/年轻、领导者/追随者、光明/黑暗。

这种二分法导致了一长串贬损"左"的词汇。例如，古英语中的"lyft"（左），最初的意思是"跛脚的"或"虚弱的"。盖尔语中的"cli"（左）有"不方便""不实用"的负面含义。班图语系中表示"左"的一些词汇与"被遗忘的、干涸的"，甚至"弯曲的、有角的"有关。

某些带有性别色彩的术语，有着有趣的起源。在巴刚果人中，右手是 kooko kwalubakala，意思是"男人的手"。相反，左手是 kooko kwalukento，意思是"女人的手"。在新几内亚，右边是 sidik tam，意思是"好的"或"适当的"，但左边是 kwanim tam，来自动词 kwanib，意思是"滚动"。在新几内亚，妇女们的一项常见的家务是通过滚动纤维来制作袋子。通常情况下，她们会用左手抵住左大腿，同时用右手将新纤维输送进去。

有些语言根据东南西北来创造表示左右方向的词汇，如南北方向或东西方向。在梵语中，dakhsina 的意思是"右"和"南"。在阿拉伯语中，shamaal 的意思是"北"和"左"。在圣经希伯来语和古典阿拉伯语中，"南"和"右"都用 yamiin 表示。

相反，"右"的定义明显偏向正确、真实和主动。在俄语中，表示"右"的词对应"可靠的"或"正确的"。人们认为，"右"是积极的，也代表社会规范。医学人类学家沃尔夫·谢恩霍维尔（Wulf Schiefenhövel）在分析了 50 种语言中表示左和右的词汇后，确定了表示左右之意的词汇来源。右的源含义是正面的，如直、强、干净、高级、领导者和光明，而左的源含义是弯、弱、肮脏、追随者和黑暗。

世界各地语言中存在很多"字面上的"左右偏好，我们的表达中存在更多"比喻意义上的"左右偏好。"左撇子观点"是软弱的或错误的看法。梦见自己成了左撇子，是噩梦，表示你会遇到麻烦。"左撇子恭维"是言不由衷的赞美，也是一种侮辱。在荷兰语中，你说 iemandliets links laten liggen（让它躺在左边），表示你对它爱答不理。

同样，我们经常用带有负面色彩的语言来描述左撇子，比如，bongo（罗姆语，意思是"歪的"或"邪恶的"）、cack-handed（英式英语，意思是"笨拙的手"）、canhoto（葡萄牙语，意思是"软弱的""淘气的"）、gauche（法语，意思是"笨拙的"）、maladroit（法语，意思是"无效的"）、gawk-handed（苏格兰英语，意思是"傻傻的左撇子"）、kejthandet（丹麦语，意思是"臭脾气的左撇子"）、mancini（意大利语，意思是"歪的"）、molly-dooker（澳大利亚英语，意思是"娘娘腔的左撇子男人"）、zurdo（西班牙语，意思是"走错方向"）。英国人在这方面有一种特殊的天赋，他们形容左撇子的词汇有"挖苦的恭维话""突然的巨响""咔嚓咔嚓""曲折穿行""跛行""凯伊出拳""笨蛋小猫""挪开""噪声爵士""女佣""卑微的瓦蒂"，以及许多其他的用法。美国人经常使用不那么贬义的"左撇子"（southpaw）一词，根据利·拉特利奇（Leigh W. Rutledge）和理查德·唐利（Richard Donley）的说法，这个词是由芝加哥体育记者查尔斯·西摩（Charles Seymour）杜撰的。老式棒球场的典型朝向是棒球投手面朝西，因此，投手的左手通常在球场的南边。

值得庆幸的是，除了这一长串针对左撇子的贬义词，也有一些例外的褒义词。印加人称左撇子为 iloq'e（盖丘亚语），这个词有积极的含义，因为安第斯人认为左撇子有特殊的精神和医疗能力。俄语术语 levsha 表示左撇子，源自尼科利·列斯科夫 1881 年的小说中主人公的名字，现在用来指"熟练的工匠"。

尽管以这种极端的方式妖魔化左撇子和赞美右撇子似乎有些牵强附会，但是，当我们了解到我们在日常生活中仍然受到这些偏好观念的很大影响时，可能会感到惊讶。考虑一下康奈尔大学心理学家丹尼尔·卡萨桑托（Daniel Casasanto）的一项研究。当右撇子"老板"从左边和右边的两份名单中选择应聘者时，从右边名单中选中的应聘者要多于从左边选中的同资质的应聘者。同样，当你将"好的"和"坏的"动物分类到盒子 A（左边）和盒子 B（右边）时，"坏的"动物通常被放在左边（A），而"好的"动物会被放在右边（B）。

就连政治演讲中的手势似乎也容易受到这种左右区别的影响。在 2004 年和 2008 年的美国总统选举中，有两个惯用右手的人，约翰·克里和乔治·布什，还有两个惯用左手的人，巴拉克·奥巴马和约翰·麦凯恩。在一项对竞选期间政治演讲中的手势分析中，右撇子在表达积极想法时倾向于使用右手手势，而左手手势伴随着更多的消极想法。有趣的是，左撇子表现出相反的模式：积极的想法也跟随惯用手（左撇子），而消极的想法伴随着非惯用手的手势。

说到政治，左和右在这个领域有非常不同的含义，虽然根据自己的政治倾向，并不是很明显地对一方有利，对另一方不利！政治上的左右区分似乎源于1789年大革命时期法国国民制宪会议的席位安排。当时的议会开会决定国王是否应该拥有否决权，在投票时，支持否决权的人坐在（高贵的）右边，而那些支持限制否决权的人坐在左边。这种席位安排在政治上具有象征意义，右翼成员希望保留国王的权力，而左翼成员则希望限制国王的权力。在大革命的这些年里，左右区分被用来描述法国的政治分歧，右翼最终指的是君主专制的支持者，而左翼则指的是君主立宪制的支持者。从20世纪30年代开始，法国左翼开始倡导社会主义，而右翼则呼吁经济自由化。正如我们将在接下来的章节中看到的那样，左翼和右翼的政治立场也影响着现代有抱负的政治家在竞选照片中如何摆拍，拍照的侧偏好也影响着潜在选民对政治候选人的看法。

本章要点汇总

分清左右是一件严肃的事情。如果你幸运的话，左右混淆可能会导致相对无害的导航错误，或者可能是你手稿中的一个错别字。如果你不那么幸运，左右混淆可能会导致严重的医疗事故。我们使用许多有价值的术语来指代我们的左和右，在几乎所有情况下，我们描述所有向左的事物的术语往往是非常消极的，甚至是贬义的，而我们对所有向右的事物的术语大多是积极的。这些侧偏好在不同文化和不同时期是相当一致的。这一普遍规律也有一个例外，可以在政治领域找到。自法国大革命以来，左翼和右翼在政治领域也有非常具体的含义，但左右的积极价值或消极价值主要取决于个人的政治倾向。

4

第四章
左亲亲、右亲亲：我们会接吻吗？

这是一本关于接吻的书吗？

——《公主新娘》（*The Princess Bride*，1987 年）

如果你不记得你的初吻，很有可能它还没有发生过。接吻是一件大事儿。它充满了仪式感和象征意义。一生的羁绊可以用一个吻来确立，也可以用一个吻来打破。如果遥远星系的外星人来到地球，调查人类的集体艺术作品，包括我们的诗歌、歌曲、绘画，甚至 Instagram 帖子，他们会很快发现，接吻是多么重要的事儿。

然而，如果他们调查人类的集体科学成果，他们可能会得出一个完全不同的结论。科学家并没有对接吻给予太多关注。问问心理学家，当人们读到用红色字体写的"绿色"这个词，但要说出这个字的颜色时，他们会怎么说？大多数人在这方面做得很差，这种现象被称为斯特鲁普效应，喜欢研究的心理学家可以报告这种干扰如何发生、为何发生、何时发生，以及这种影响告诉我们大脑如何解码语言。然而，如果问这些心理学家关于接吻的问题，他们的答案很可能是荷尔蒙（如催产素）或神经递质（如多巴胺）之类的胡言乱语，但我严重怀疑，这样的对话会阻止人们练习接吻，对接吻的兴趣可能会完全丧失！

幸运的是，接吻科学是一个快速发展的领域。就像本书调查的其他行为一样，接吻是一种典型的偏侧化行为。与本书中的许多行为不同的是，接吻通常需要两个人（这一点稍后再谈），这让谈论接吻变得比以往更尴尬。当亲吻爱人时，双方都倾向于向右侧歪头（图 11 是最著名的接吻场面之一）。

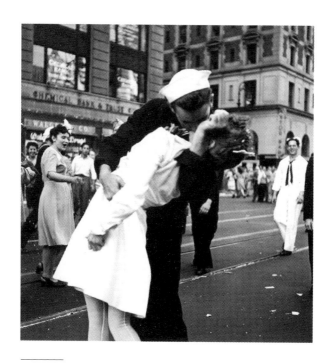

图11 1945 年 8 月 14 日美国海军摄影记者维克多·乔根森（Victor Jorgensen）在纽约时代广场上拍摄到的"接吻时向右侧歪头"的场景。

2003 年，德国学者奥尼尔·冈蒂尔昆（Onur Güntürkün）在著名的科学杂志之一《自然》（Nature）上发表了首次报告这种侧偏好的大型研究。通常，阅读一篇科学论文的方法论部分是最无聊的环节，充满了收集数据所使用的技术装置和如何严格控制实验条件的细节。这次不会了。冈蒂尔昆通过观察"在美国、德国和土耳其的公共场所（国际机场、大型火车站、海滩和公园）接吻的情侣"来研究接吻行为。与大多数发表在《自然》杂志上的高度受限的实验室研究不同，这项研究读起来更像一个跟踪狂的自白，而不是一篇科学论文。在冈蒂尔昆观察到的 124 对接吻情侣中，65% 的人向右转，而只有 35% 的人向左扭。自从这项研究发表以来，其他几个研究小组，包括我自己的研究小组，都复证了这个奇怪的发现。

在前言中，我们讨论了左撇子和右撇子之间的许多区别。左撇子也吻右边吗？当然啦！ 在北爱尔兰贝尔法斯特市，有人对冈蒂尔昆的研究进行了有趣的复证和延伸，研究人员首先观察到 125 对情侣（比德国的研究多一对）互相接吻，然后让志愿者亲吻一个对称的假人或洋娃娃。他们观察到的情侣行为和冈蒂尔昆研究中的情侣非常相似，80% 的情侣在接吻时会向右侧歪头。然而，这些亲吻是两个人之间协调的行为。如果只需要一个人来吻，会发生什么？向右侧歪头可能是人与人之间某种协调行动的结果吗？当 240 名学生拿到一个形体匀称的洋娃娃并按照要求亲吻洋娃娃（希望能获得额外学分）时，77%的学生向右侧歪头。同样是这240个亲吻洋娃娃的人也接受了惯用手的测试，接吻时向右侧歪头的人和接吻时向左侧歪头的人，他们的惯用手情况没有区别。那么，我们接吻时为什么要向右侧歪头呢？

冈蒂尔昆在他的研究中得出了一个非常简单、直观但最终不正确的结论。冈蒂尔昆指出，人类和其他物种中有2/3倾向于向右转，由此得出结论，浪漫接吻时看到的向右侧歪头是由同样的潜在运动的侧偏好造成的。正如我们将在其他章节中发现的那样，我们向右转的偏好在出生前就已经出现了，因此不能归咎于学习或文化，所以它可能会影响我们的许多其他的侧偏好，特别是那些与我们如何在空间中移动、驾驶车辆、甚至是在教室、飞机或电影院选择座位有关的侧偏好。然而，我们不会因为喜欢向右转头而偏向右亲吻。怎么回事呢？因为重要的是我们和谁接吻。

与浪漫的伴侣进行嘴对嘴的亲吻可以是一种非常亲密的情感表达，但亲吻姐妹和孩子的感觉是不同的。并不是我们不爱他们，而是接吻的主观感受非常不同。事实证明，在浪漫爱情中被优先激活的大脑部分与在父母之爱中被激活的大脑网络有很大不同。父母的爱会刺激像扣带回（参与行为调节）和纹状体（参与运动）这样的大脑结构，而浪漫的爱会激活像下丘脑（参与激素调节）和海马体（参与记忆）这样的结构。亲吻爱人和亲吻自己孩子的主观感受之间的巨大差异应该不足为奇。

我在加拿大的一个研究小组从 Instagram、谷歌图片和 Pinterest 上收集了亲子之吻的照片，因为我好奇浪漫之吻中的向右侧歪头是否也适用于其他类型的亲吻。

像"妈妈亲儿子""爸爸亲女儿"这样的搜索词，或者像"爸爸的吻"这样的话题标签，让我们找到了 529 个符合纳入我们研究标准的亲子之吻的例子（见图 12 中的例子）。在浪漫之吻中明显的向右侧歪头的倾向（见图 13）消失了，甚至会反过来。我们发现，无论父母或孩子是何种性别，父母和孩子的亲吻都有向左侧歪头的倾向。这可能是因为我们在网上收集图像，而不是在机场或火车站观察人们吗？显然不是，因为当我们将亲子之吻与使用相同技术和来源获得的浪漫之吻进行比较时，我们发现同样有 2/3 的向右侧歪头倾向。我们得出的结论是，家庭关系确实很重要，转头接吻的方向性是由谁吻谁的情景所调节的。如果人们因为右转偏好而倾向于偏向右亲吻，那么，亲吻的对象是谁就无关紧要了。

鉴于大多数自然发生的浪漫之吻都是向右侧歪头的，如果我们逆转这一趋势会发生什么？如果将右脸颊的热吻形象变成"反向镜像"，那么，这个形象会显得不那么有爱或热情吗？例如，参见奥古斯特·罗丹（Auguste Rodin）的《吻》（*The Kiss*）。我自己的研究小组用几种不同的方式

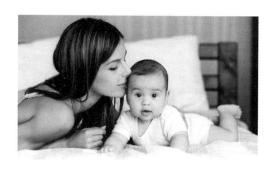

图12 亲子之吻，没有表现出浪漫之吻中典型的向右侧歪头倾向。

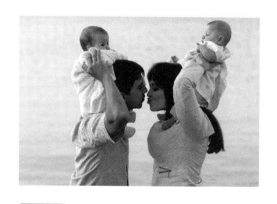

图13 浪漫之吻表现出典型的向右侧歪头倾向。

提及了这个有趣的问题。首先，我们收集了右吻和左吻的图片，然后把它们和反向镜像的亲吻一起呈现出来（见图14）。请注意，我们并没有简单地拍下右吻的照片，然后把它们反过来，因为左吻可能还有其他不同之处（稍后会详细介绍）。相反，我们想让人们看到一对对情侣接吻的图片，

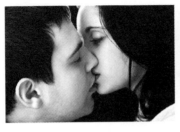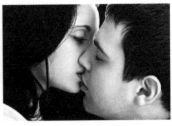

图 14　向右侧歪头和向左侧歪头的浪漫之吻的"反向镜像"例子。

最初是向右接吻的图片就会向右翻转，最初是向左接吻的图片就会向左翻转。一旦我们有了这个由 25 对不同的图像组成的平衡组合，就会平衡它们在屏幕上的位置，产生 50 种不同的组合，其中一半先有原始图像，我们将它们成对地呈现给 61 名毫无防备的学生，并要求他们"点击你认为显示激情之吻的图片"。你能猜到发生了什么事吗？正如我们预测的那样，看起来是右吻的图片更有可能被选为"激情之吻"。如果我们回想最初在德国机场和火车站进行的接吻研究，就会将其归因于动作上的侧偏好，即我们大多数人表现出的自然右转倾向。然而，这一解释关注的是人们动作上的侧偏好，并没有解释人们对右吻激情的不同感知。

接下来我们做了什么？就像我们在最初研究的接吻偏好中的亲子之吻一样，我们也用父母亲吻孩子的照片进行了反向镜像研究。这一次，我们向 113 名大学生展示了一对对原始图片和反向镜像，并要求他们"点击你认为展示至爱之吻的图片"。发生了什么事？就像我们在"自然发生的"亲子之吻中发现的一样，当父母亲吻孩子时，我们对浪漫之吻的右偏倾向就消失了。

研究接吻偏好的另一个有趣的途径是广告。许多广告（杂志上的静态照片、广告牌、视频商业广告、在线横幅广告）都描绘了情侣接吻的场景，特别是当广告针对一种与浪漫关系甚微的产品的时候。我从未见过以情侣接吻为主题的第三方责任保险广告，但很容易找到以情侣亲吻为主题的香水广告。广告商非常努力地以与其预期用途相匹配的方式展示产品。杨百翰大学（Brigham Young University）万豪管理学院（Marriott School of Management）的瑞恩·埃尔德（Ryan Elder）和阿拉德纳·克里须那（Aradhna Krishna）进行的一项研究调查了人们是否更喜欢那些能让人很容易想象与产品打交道的广告。例如，他们展示了一张手拿汉堡包的图片，测量了研究对象的侧偏好，并评估他们是否喜欢被选中的手拿汉堡包的图片。通过一系列研究，他们发现消费者喜欢用惯用手来选择广告的产品模型。

后续的接吻研究是显而易见的。广告中向右侧歪头的浪漫之吻是否受到消费者的青睐？它们是否会影响消费者对广告中品牌的印象，甚至影响消费者购买广告商品的意图？为了研究这一点，我们需要收集"接吻广告"并加以修改，产生左右颠倒的接吻变体。事实证明，这比我们之前的几项研究要复杂一些，因为与 Instagram 上情侣接吻或亲子接吻的帖子不同，广告中有一些额外的东西，即文字。当然，简单地反转广告形象是行不通的。文字会随着反向图像而左右颠倒。相反，文本被分离和叠加以模仿原始布局，但没有反向文本，显而易见哪个版本的平面广告是原始文本。然后，我们展示了这些广告及其主要广告的反向图像，并测量了对潜在消费者的影响。正如我们预测的那样，向右侧歪头的广告在对广告的态度、对品牌的看法甚至消费者购买产品的意愿方面得分更高。

到目前为止，我们研究的接吻都发生在彼此非常了解的人之间，甚至有可能是相爱的一对情侣之间。但你吻过陌生人吗？现在你可能会松一口气，因为我们这些做实验心理学研究的人不能随心所欲地做实验。在启动任何新方案之前，我们需要向伦理委员会提交关于所有研究方法、程序、目标和潜在参与者的详细建议，伦理委员会非常努力地确保其符合伦理、法律和道德标准。如果我要写一份提案，让陌生人在我拍摄邂逅过程时互相亲吻，我将受到当地大学道德委员会的嘲笑。

YouTube 上的"初吻"视频成了社交媒体现象。社交媒体的趋势不需要遵循研究伦理委员会制定的标准。如果它们遵循伦理，就不会"感染"互联网，也不会折磨易受影响的年轻人的思想和身体。幸运的是，网上也出现了一些有用的时尚现象。总部位于纽约的雷恩（Wren）服装公司在 2014 年发布了一部名为《初吻》（First Kiss）的短片，由塔利亚·普莱瓦（Talia Plleva）执导。这部电影描述了20个互不相识的人，他们同意被随机配对，以便在电影中参与一个初吻视频。有些，嗯……很多这样的接吻场景都很辣眼睛。尴尬的肢体语言和犹豫不决的接吻前奏，可能很容易被观众推断出来。幸运的是，有些组合看起来很自然，甚至充满激情。就像在网上经常发生的情况一样，有人开始复制原创想法，在YouTube上发布自己的蒙太奇版《初吻》视频。这给了我们一个独特的机会。让数百人随机配对互相亲吻的提议，肯定会被任何一所重点大学的伦理委员会拒绝，但这种社交媒体现象的出现，突然让这项研究成为可能！

我们对226对情侣初吻的方向偏好进行了编码。这些情侣都是向右侧歪头接吻吗？绝对不是！ 左吻（48.2%）和右吻（50.9%）的比例几乎是完美的1∶1，其中0.9%的人没有表现出任何侧偏好（中间吻）。再说一次，谁吻谁很重要。恋人之间的浪漫之吻会导致右吻。父母和孩子之间的亲吻不会表现出这种右吻倾向，甚至可能有一点儿左吻倾向。让两个随机的成年人接吻，没有任何方向偏好。接吻侧偏好仅仅是因为转头侧偏好吗？显然不是。

关于我们为什么右吻的其他线索，可以在西方世界之外找到。这本书的文本是用英语写的，阅读时从左到右浏览。欧洲、北美、南美、印度和东南亚的大多数现代语言都是从左往右书写的。然而，也有一些流行的语言是从右向左读的，包括阿拉伯语、阿拉姆语、希伯来语、波斯语（法尔西语）和乌尔都语。对于母语为从右向左阅读（RTL）的读者来说，接吻看起来会和那些从左向右阅读（LTR）的西方读者不同吗？请记住，到目前为止，我所调查的接吻研究都来自西方文化，如德国、英国和加拿大。

2013 年，认知心理学家塞缪尔·沙基（Samuel Shaki）以两种不同的方式提出了这个有趣的问题，这两种方式现在看来都很熟悉。就像奥尼尔·冈蒂尔昆的研究一样，沙基观察并编码了情侣在公共场合接吻的场景，但与最初的研究不同的是，沙基比较的接吻是 RTL 和 LTR 阅读组之间的接吻，采样了意大利、俄罗斯、加拿大、以色列和巴勒斯坦的自发的当众接吻。正如在其他研究中观察到的那样，2/3（67%）的西方夫妇在接吻时表现出右吻偏好，但 78% 的中东夫妇在接吻时向左侧歪头！

沙基的研究还扩展了探索成果，他要求学生志愿者亲吻一个实物大小的、身材匀称的塑料假人的头，这个假人的头被安放在一个高度可调节的三脚架上，正对着一个普通的背景。沙基让学生们站在假人的头的正前方，用嘴唇亲吻。虽然没有特别提及，但我相信研究人员在试验期间对假人的头进行了消毒！ 感谢研究伦理委员会。就像他们在野外观察到的情侣之间的"真实"接吻一样，在实验室里，西方（LTR 阅读）的学生倾向于向右侧歪头的方式亲吻这个假人的头，而阿拉伯语和希伯来语的学生倾向于向左侧歪头。总的来说，这些结果表明，接吻时的侧偏好不仅取决于接吻者之间关系，还取决于接吻者的 LTR 或 RTL 阅览倾向。

其实还有一种类型的接吻，我们甚至没有在本章中详谈，那就是法式接吻。在一些国家，比如法国，亲吻脸颊是一种问候行为，既表示打招呼，也表示再见（夏威夷语叫阿罗哈）。这种情况经常发生，不仅发生在彼此相爱的人之间，也发生在彼此特别了解的人之间。问候式接吻甚至可以发生在初次见面的人之间。然而，并非所有的社交配对都会产生问候式接吻。它们在成年男女之间很常见，甚至在成年女性之间也很常见，但在男性和儿童之间相对较少。如果我们在谷歌或YouTube 上寻求关于如何在法国进行问候式接吻的社会建议，它们会建议我们亲吻对方的右脸颊（我们的左脸颊方向）。如果我们被对方亲吻，我们应该主动送上自己的右脸颊。我们很快就会看到，这个建议的有效性取决于你拜访法国的哪个地区。

在很多情况下，这些问候式接吻并不是单一的行为，而是精心安排的一系列亲吻，在左侧脸颊和右侧脸颊之间交替，在一连串的亲吻中，每个人最多交换四次亲吻。互动出错的可能性很大。如果当地的习俗是吻三次，先吻右脸颊，再吻左脸颊，然后再吻右脸颊，那么，如果最初吻错了一侧，就会导致"进退两难"的尴尬局面，而不是预期中的"每日皆奇迹的社会协同现象"。

正如人们所想象的那样，研究这种亲吻的侧偏好是一件复杂的事情。如果当地的习俗是总是先吻一侧脸颊，然后再吻另一侧脸颊，那么，哪侧脸颊更重要呢，左侧还是右侧？如果文化规范是吻三次，从右颊吻开始，再切换到左颊吻，然后再回到右颊吻吗？右吻算两次吗？2015 年，阿芒迪娜·夏普兰（Amandine Chapelain）及其同事对法国的这一复杂现象进行了非常深入的研究。

他们采用了多种方法，包括自然观察（观察和编码现实世界中在公共场所自发发生的接吻）和问卷调查，发现法国（LTR 阅读倾向的国家）的大多数地区都表现出与其他地方相同的右吻偏好。问候式接吻的第一次接触往往是右吻，比例与其他地方相似。然而，这种做法因地区而异，在左吻的省（法国的省）内，人们始终遵循当地的习俗。换句话说，在大多数西方社会中出现的右吻倾向可以通过社会压力和当地习俗来调节，甚至可以左右颠倒过来。

对于那些在"接吻之旅"中感到迷茫困惑的游客而言，幸运的是，法国有一些相对稳定的区域趋势表明了问候式接吻的侧偏好。有一个叫 combiendebises（英文意思是"吻多少次"）的网站，旅行者可以在那里研究在某个地区打招呼时吻多少次是正常的，以及应该先吻哪一侧脸颊。在接吻之旅中，我们回答了许多问题，同时也提出了一些新的问题。是什么导致了西方夫妇的右吻倾向？这不仅仅是一个转头偏好问题，因为谁吻谁很重要。如果这是一个浪漫之吻，很可能是右吻；如果是家庭之吻，可能不是右吻。右吻和惯用手有关吗？显然无关。是否由母语阅读方向引起的？也许，至少看起来一个人的母语阅读方向可以影响这种侧效应。同样，当地的社会习俗和社会压力，至少在法国的不同地区，也可以调节问候式接吻的侧偏好（见图 15）。

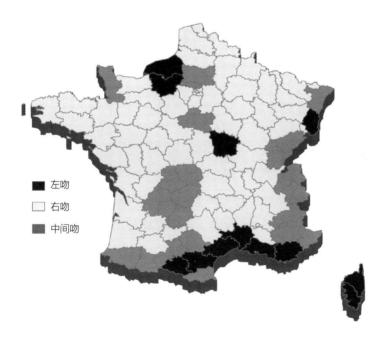

图 15 这是针对法国人的接吻侧偏好的观察记录。请注意，法国大部分地区都表现出右吻倾向（白色区域），而少数地区（深色区域）则是法国南部的左吻习惯区。

当我的研究小组发表关于家庭式接吻的研究时，许多媒体报道都包含了同样有趣而直观的错误。时尚杂志Cosmopolitan等媒体都急于利用这种右吻效应来诊断情侣之间的接吻有多浪漫，甚至可以作为一段关系发展轨迹或未来命运的指示器。如果对方在接吻时向右侧歪头，那就没有问题。然而，当你遇到一个左吻时，你已经进入对方的朋友圈！往好了说，这些说法是毫无根据的；往坏了说，它们完全是错误的。我可以看到这些预测背后的逻辑，甚至可以想象出检验预测的方法。然而，在实验工作完成之前，下这些结论还为时过早。

本章要点汇总

每年的 7 月 6 日为国际接吻日。我们如何为这重要的一天做准备？关于接吻，我能提供什么实用的建议吗？我们知道，右吻被认为比左吻更浪漫。亲吻爱人时，人们大都向右侧歪头。唯一可能的例外是，如果夫妻双方都有从右向左阅读的背景。当亲吻家庭成员时，中间吻甚至向左侧歪头的吻是很正常的。当你去法国或世界上其他热衷于问候式接吻的地方时，在尝试任何亲吻方式之前，先查找一下适合该地区的问候式亲吻方式，或者至少在不恰当地亲吻对方之前，让对方先迈出第一步。瑞典女演员英格丽·褒曼（Ingrid Bergman）曾经说过："亲吻是大自然设计的一个可爱的小花招，它堵住了多余的话语。"

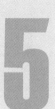

第五章
左抱抱、右抱抱：我们会抱娃吗？

告诉我，幻想在哪里孕育？在脑海，还是在心房？

——威廉·莎士比亚《威尼斯商人》第三幕第二场

在我们正在探索的所有的侧偏好行为中，抱姿侧偏好可能是最古老的。我们倾向于把婴儿抱在左边。从几个有趣的方面来看，这是一种古老的倾向。如果我们将自己倾向一方的行为与其他动物相比，人类在许多侧偏好方面是独一无二的。毫不奇怪，在我们的艺术作品、座位选择、手势、政治和社交媒体中存在的人类侧偏好，在动物王国的其他地方是找不到的。但我们一些更简单、更明显的侧偏好呢，如用手习惯？当然，你家的狗在伸出一只爪子或你家的猫把你祖母的传家宝花瓶从架子上推下来的时候，可能会表现出对某一只爪子的侧偏好，但人类总体上表现出的90%右手和10%左手的侧分化，在动物王国的其他地方是看不到的。相反，猫和狗表现出相对较弱的侧偏好，在物种（甚至品种）的层面上，甚至更微弱。

抱姿侧偏好就没这么弱了。到当地动物园去实地考察，可以观察到猴子、黑猩猩和许多其他物种明显的左抱倾向。科学家通常对观察不同物种的相同行为非常感兴趣，因为这表明这种行为具有适应性。这种特殊的行为使动物得以生存和繁殖。在抱姿侧偏好的例子中，在人类出现并开始破坏地球之前的几十万年，在动物身上已经可以发现人类所表现出的左抱倾向（图 16 为这种抱姿的样本）。抱姿侧偏好的历史十分悠久。

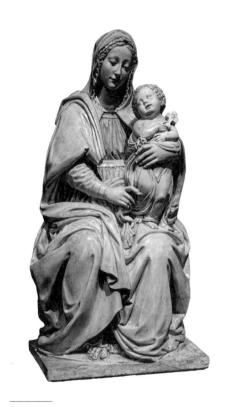

图 16　圣母玛利亚左手抱着耶稣的石像。今天大多数人都有同样的侧偏好。

关于抱姿侧偏好的研究历史也很悠久。根据某些说法，柏拉图是第一个在《法律篇》中讨论惯用手时记录抱姿侧偏好的人。我们可以理解这位希腊哲学家的观点，即未来孩子的用手习惯可以归咎于"护士和母亲的愚蠢"，这是因为《法律篇》中提到了抱姿侧偏好，柏拉图建议护士应该把婴儿抱到"寺庙、乡村或亲戚家里"，但他们应该"注意，不要在婴儿还太小的时候就把他们的四肢靠在大人身上而变得扭曲"。就我个人而言，我不相信柏拉图是第一个描述抱姿侧偏好的人。

有关抱姿侧偏好的其他早期文献则更为明确。例如，荷兰内科医生兼外科医生费利克斯·维尔茨（Felix Würtz）在其1656年出版的《儿童读物》（ *The Children's Book* ）中指出，总是把孩子抱向某一侧，可能"对孩子也有伤害"；另一位欧洲外科医生也"挑剔"护士和母亲，认为婴儿的用手习惯是由于大人的抱姿侧偏好造成的。尼古拉斯·安德里（Nicolas Andry）在1741年发表的《整形外科手术》（ *L'Orthopédie* ）中声称，左撇子通常是由于护士的错误造成的，有些护士总是用左臂抱孩子，这意味着孩子只有左手可以自由活动，因此他们在任何情况下都会使用左手，这样左手就会变得更强，而右手就会变得更弱。18世纪和19世纪的其他学者，如哲学家让-雅克·卢梭（Jean-Jacques rousseau，1762年）和约瑟夫·孔德（Joseph Comte，1828

年）都注意到了"抱姿侧偏好"，并对婴儿用手习惯发展的潜在影响进行了自己的论述。然而，50 年前，儿童心理学家李·索尔克（Lee Salk）在参观了纽约市中央公园动物园之后，启动了针对"抱姿侧偏好"话题的数十年研究。

当索尔克观察一只恒河猴抱着刚出生的猴宝宝时，他注意到猴妈妈"明显倾向于"把婴儿抱在左侧。在接下来的几周里，索尔克记录了更多的"抱姿侧偏好"，其中，往左抱娃的恒河猴有 39 只，往右抱娃的恒河猴仅有 2 只（往左抱娃的比例是 95%）。根据这些奇怪的观察结果，他想知道，人类母亲是否也表现出同样的抱姿侧偏好。索尔克不仅仅研究"野外"的人类母亲，他还设计了一系列实验，可以在婴儿出生后的头四天，在当地医院的产科病房里进行。他用双手托起一个婴儿的背，放在新妈妈的正前方。然后，他记录了母亲最初怀抱孩子的方式，发现惯用右手的母亲83% 的时候抱在左侧，惯用左手的母亲也抱在左侧，尽管这种侧偏好略弱一些（往左抱娃的比例是 78%）。

当索尔克问宝妈们为什么要用左手抱孩子时，答案因妈妈们惯用手的不同而不同。左撇子妈妈告诉索尔克："我是左撇子，这样抱孩子更好。"而右撇子妈妈则声称："我是右撇子，当我用左手抱孩子时，我的右手就可以腾出来做其他事情。"索尔克认为，这些解释只不过是一种自动反应的合理化，与用手习惯没有任何关系。他不认为，宝妈们做同样的事情是出于不同的原因。随后的研究大多支持这一观点。母亲的用手习惯似乎与我们在人类甚至其他物种中看到的抱姿侧偏好几乎没有任何关系，关于这一点，我们将在本章的后面再详谈。

在这项令人惊讶的研究之后，索尔克开始特别关注妈妈和宝宝的绘画和雕塑。他观察了466件这样的艺术作品，包括文艺复兴时期《圣母与圣子》（Madonna and Child）的绘画，以及母亲和孩子的三维雕塑。无论什么艺术媒介或主题，80%的作品都描绘了往左抱娃，这与现实世界中观察到的现代母亲抱娃侧偏好非常相似。在早期基督教艺术、印象派和后印象派绘画中，这种往左抱娃的倾向也很明显。不过，在男性抱着婴儿的照片中，这种侧偏好较弱，甚至完全没有。通过对前哥伦布美洲艺术的研究，我们知道，早在公元前300年的作品就表现出往左抱娃的倾向（见图17）。

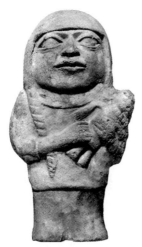

图17 一个玛雅女人往左抱娃的例子。

　　那么，显而易见的问题是为什么？当然，索尔克自己在第一次研究中就问过这个问题，他得到的答案并没有多大帮助。自索尔克最初的报告以来，超过 50 个后续研究发现了同样的左抱偏好。我们可以在产科病房、公园、艺术品、私人住宅，甚至在 Instagram 上看到这种现象。但这些新的研究也引发了新的问题。这种侧偏好在非常年幼的婴儿身上表现得最为强烈，当孩子长到三四岁时，这种侧偏好可能会完全消失，甚至逆转。男性和女性都表现出这种侧偏好，但后者表现得更强烈。左侧偏好在世界上大多数地方都可以找到，包括美洲、欧洲、非洲等。但在地球上的一些角落，左侧偏好现象消失了，就像马达加斯加的马达加斯加人所展示的那样。任何对侧偏好原因的成功解释都必须涉及侧偏好的变化。

　　因此，让我们从最明显的解释和本章开篇的威廉·莎士比亚名言开始。在《威尼斯商人》中，波西亚的一个侍从唱道："告诉我，幻想在哪里孕育？在脑海，还是在心房？"她引用了一些心理学家所持的"心脏即人体中心"假说，即智力和情感来自心脏，而不是大脑。亚里士多德不是第一个，也不是最后一个认为心脏具有与泵血无关的高级功能的人。他注意到人死后身体会变冷，并确定心脏一定是热量的来源，甚至认为大脑有冷却身体的功能。许多与亚里士多德同时代的人，如恩培多克勒（Empedocles），都支持这种以心脏为中心的观点。而柏拉图、德谟克利特和盖伦则认为，大脑实际上是"幻想孕育的地方"，在智力和情感中发挥着核心作用。

尽管"心脏即人体中心"假说已经消亡了几个世纪，但它的影响仍然存在于我们的日常语言和符号中，尤其是当我们谈论情感的时候，可以说它主宰着这些语言和符号。我们对爱人说"我全心全意地爱你"。我们对他们的善举和礼物表示"衷心的感谢"。如果爱人离开我们，我们会"心碎"。如果一个人表现得毫无感情，那他有一颗"铁石心肠"。如果我们说了一些非常深刻且对某人有意义的话，那我们"说的是心里话"。心脏的功劳并不都归功于情感。当我们背诵莎士比亚名剧中的一首歌或一段文字时，我们就是在"用心学习"。我们的爱和情感的象征也将所有的功劳都归因于心脏。我们上一次看到印有大脑图片的情人节贺卡是什么时候？

这让我们回想起20世纪50年代末在纽约工作的索尔克。索尔克奇怪的是，当我们的日常表达集中在心脏上时，科学却愉快地把情感的所有功劳都归于大脑的某些区域，特别是下丘脑。具体来说，他想知道，"贴近母亲的心"这句话不仅是一种表达，还可能是人类和猴子的抱姿侧偏好等行为的基础。

除了一些非常罕见的内脏逆位的例子（见图18），人

类心脏通常位于左侧。把婴儿抱在左边，实际上是让他们
"贴近母亲的心"。在母体的子宫里，未出生的孩子在整
个发育过程中都能听到母亲的心跳声。索尔克认为，孩子
们通常会把这种声音与安全、相对无压力的环境联系起
来。因此，把新生的孩子放在心脏旁边，可能有助于安抚
婴儿，让婴儿感到更安全。关于这一论点，存在着各种各
样的版本，其中，索尔克甚至暗示了一个更大胆、更广泛
的版本："从最原始的部落鼓点，到莫扎特和贝多芬的交响
乐，都与人类心脏的节奏有相似之处。"

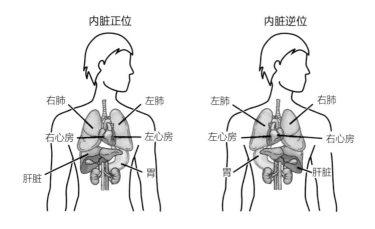

图18 罕见的（万分之一）完全性内脏逆位。正常的内脏被不对称
地颠倒过来了，包括心脏向右移位。大多数患有内脏逆位的人，一生
中都不会因为这种罕见异常的情况而产生任何并发症。

尽管心跳假说很直观，但证据薄弱。内脏逆位（心脏位于右侧而不是左侧）的母亲仍然是往左抱娃。即使是"心脏长在正确的位置"的母亲也不会倾向于在心包区抱娃，即便那里的心跳声最清晰。索尔克最初关于抱姿侧偏好的研究包括一些非常引人注目的论断，即心跳声对婴儿来说是多么舒缓，但试图复制这些结果的努力都失败了。

还有一种更简单的方法来检验心跳理论。我们可以看看人们如何携带婴儿大小的东西（但不是婴儿）。例如，如果顾客拖着大小和形状都有点像婴儿的包裹呢？南加利福尼亚大学的海曼·威兰（I. Hyman Weiland）观察到，购物者把"婴儿大小"的包裹从装有自动门（不需要腾出一只手来开门）的门口送过去。在他观察的 438 名成年人中，恰好有一半是左手提包裹，一半是右手提包裹。同样，如果数百名大学生想象拿着一个花瓶、一本书、装在纸袋里的同一本书或一个装满糖粉的密封盒子，则没有出现任何侧偏好问题。

然而，没必要怀抱真婴儿来激发左抱偏好，一个洋娃娃就可以了。事实上，甚至不需要真的洋娃娃，一个假想的洋娃娃就足够了。如果我们让大学生想象抱着一个婴儿或洋娃娃，他们会倾向于想象自己用左手抓住洋娃娃的样子。同样，如果我们让一些成年女性将枕头紧紧抱在胸前，我们也看不到抱姿侧偏好。然而，如果我们要求同一组女性把枕头想象成"濒危婴儿"，这种左抱倾向就会卷土重来。

宠物在很多方面被视为人类孩子的替代品。如果把一个枕头假装成一个人类婴儿，就足以触发左抱偏好，那么"毛孩子"呢？它们也被当作"真婴儿"对待吗？

是的，确实是这样！在一项针对名人和"普通"狗主人的调查中，照片中62%的女性用左手抱狗（见图19）。在我自己的实验室里，我们调查了1000多张父母抱着孩子和普通人（非名人）抱着宠物的照片，发现普通人和名人一样，也喜欢把宠物抱在左边。

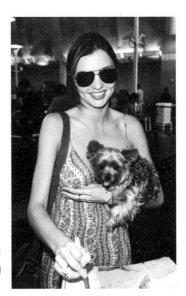

图 19　超模米兰达·可儿（Miranda Kerr）在洛杉矶机场用左臂抱着她的"毛孩子"。

到目前为止，我们讨论的抱姿侧偏好似乎对每个人都是一样的，而且随着时间的推移，也是完全一致的。其实这两种情况都不真实。有些人总是把婴儿抱在右边（或者至少没有表现出典型的左抱偏好），即使有些人往左抱娃，这种侧偏好也会随着时间的推移而变化，这取决于婴儿的年龄。在抱着新生儿和非常幼小的婴儿时，这种侧偏好是最强的，但随着孩子年龄的增长，身材变得更大更重，这种侧偏好会下降，甚至逆转。要解释这种年龄效应是很困难的，因为新生儿和三四岁的孩子之间存在着几个重要的差异，这可能会影响孩子被抱的方式。新生儿很小、很轻、很脆弱，他们甚至需要颈部的支撑。相比之下，三四岁的孩子体重可能是新生儿的 4~6 倍，父母可能更经常地换边，只是为了对抗疲劳。

还有其他因素会影响抱姿侧偏好的强度和方向。由于疾病或早产而与婴儿分离的母亲，比经历简单分娩的母亲（如果世上真有简单分娩这回事的话）表现出更弱的左抱倾向。在左抱和右抱的质量体验上也有一些有趣的差异。往左抱娃的新妈妈与亲生宝宝的"亲近感"会更进一层。她们自己也报告说，在分娩前为孩子做了更多的准备。

这意味着，右手抱娃的母亲，日子会更难过，这一点也有很多证据可以证明。例如，母亲的抑郁与右抱有关。贝克抑郁量表（BDI）是一份包含 21 个项目的简短问卷，询问抑郁症的态度和症状，包括情绪和睡眠或饮食习惯的变化。心理学家罗宾·韦瑟里尔（Robin Weatherill）对 177 名高危母亲进行了 BDI 测试，其中一半人曾被伴侣家暴过。没有抑郁的母亲表现出强烈的左抱倾向，但这种倾向在抑郁的母亲身上消失了，甚至略微转向了右抱偏好。当然，这就引出了"先有鸡，还是先有蛋"的问题。彼得·德·查托（Peter de Château）及其同事们的一项研究表明，往左抱娃的妈妈与亲生宝宝的"亲近感"会更进一层。而这种亲近感可能会导致抑郁，反之亦然。

在抑郁症女性中缺乏左抱偏好，也与我们已知的抑郁症病因相吻合。抑郁症患者通常表现为右脑功能障碍，比如，整个右脑活动减少，对右脑视觉刺激的感知反应减少，对右脑情绪内容的反应减少，对右脑积极情绪刺激的反应减少。所有这些都归因于左抱偏好的缺失。

在自闭症谱系障碍（ASD）患者中，抱姿侧偏好似乎也不一样。与正常儿童相比，自闭症儿童经常表现出与他人建立联系的困难迹象，他们在情感联系上采取了不同的方法。最近的一项研究对 20 名自闭症儿童和 20 名正常儿童进行了"过家家游戏"的任务测试。实验者递给每个孩子一个洋娃娃，名叫苏西，然后问他们："你们会像哄苏西睡觉一样抱着她吗？"然后，实验者记录孩子们的抱姿侧偏好。90% 的神经正常儿童表现出预期的左抱倾向，但 ASD 儿童没有表现出任何侧偏好——50% 的孩子抱在左边，50% 的孩子抱在右边。

这些左抱偏好的出现与用手习惯、文化或种族无关，但如果婴儿和儿童的种族不相同呢？在一项巧妙但有些令人不安的研究中，意大利研究人员让一组白人女性抱着白人洋娃娃或黑人洋娃娃，然后评估她们对黑人洋娃娃的偏好程度。抱娃者越不喜欢黑人洋娃娃，她们的抱姿侧偏好就越偏离左抱的常规；抱娃者越喜欢黑人洋娃娃，她们就越展示出左抱倾向。总的来说，这些发现表明，往左抱娃是妈妈和宝宝之间依恋和积极关系的自然指标。

我们知道，大多数人把真实的、想象的孩子甚至"毛孩子"抱在左边，但其他动物呢？它们对后代也表现出这种偏侧化的照顾吗？还记得索尔克 50 年前的一项广受欢迎的研究吗？那是他对纽约市中央公园动物园一只恒河猴的观察。这只母猴 95% 的时间都往左抱娃。在索尔克对这只圈养猴的观察之后，他的结论也得到了许多关于各种野生动物和圈养动物的后续研究的证实。

黑猩猩似乎有最强烈的左抱倾向（见图 20），平均比例约为 75%。大猩猩也是大多数（74%）往左抱娃，但在长臂猿、猩猩和狒狒中，这种倾向较弱或完全消失。对猴子的研究产生了各种各样的结果。

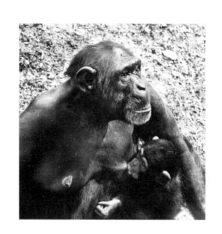

图20　75%的黑猩猩往左抱娃，几乎和人类一样。

当然，索尔克报告说，动物园里一只圈养的恒河猴有很强的左抱倾向。一些后续调查发现，母猴在抱小猴，或在受到惊吓后抱起小猴时，存在很强的左抱倾向。还有研究发现，某些猴子存在抱姿侧偏好，并不代表整个猴群都存在抱姿侧偏好。然而，这些研究报告中没有一个侧偏好现象像索尔克报告中的那样强烈。不过，总的来说，包括我们在内的类人猿似乎都倾向往左抱娃。

不仅仅是那些可爱的、喜欢搂搂抱抱的、毛茸茸的动物会往左抱娃，即使是像果蝠这样的动物（见图21），在母子结对方面也有很强的左抱倾向。蝙蝠幼崽会花更多的时间依附在母亲的左侧乳头上，尽管不一定所有时间都在吮吸。就像人类母子结对的情况一样，这种安排让母子双方都将对方置于左侧视野，优先暴露右脑。

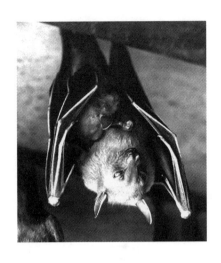

图21　一只印度飞狐（果蝠）幼崽贴在母亲的左侧乳头上。

　　其他动物呢？我们是否在其他物种的"亲子抱"母子之间看到了同样的左抱倾向？那些根本不抱娃的动物呢？想想野马这个不寻常的例子吧。最近的几项研究描述了家养马的强烈偏侧化的母子行为。当母马（妈妈）和小马驹（孩子）分开后重聚时，小马驹更喜欢让母亲保持在左侧视野的位置。同样，母马似乎也喜欢让自己的小马驹待在左侧，尤其在逃离某些察觉到的危险时才会这样做。这种姿势使小马驹处于母马右脑控制的视野范围内。我们知道，马的右脑对各种社会行为至关重要，包括联络感情。右脑在空间处理、感知位置、物体定位及目测观察者与这些物体之间的相对位置方面也起着至关重要的作用。这样看来右脑似乎非常适合跟踪孩子的动向！

　　不过，并不是所有物种都倾向往左抱娃。大多数灵长类动物都倾向往左抱娃，蝙蝠、马、南露脊鲸，甚至驯鹿也是。尽管海象的总体抱姿是完美的左抱，但海象并没有表现出抱姿侧偏好。羚羊、白鲸、东部灰袋鼠或麝牛也没有。甚至有些动物，比如盘羊和红袋鼠，似乎更倾向往右抱娃。

在关于抱姿侧偏好的调查中，我希望读者相信有一种跨文化甚至跨物种的左抱偏好。更令人惊讶的是，这似乎不是后天习得的。如果我们把一个新生儿交给一个从未抱过孩子的十几岁男孩，他很有可能会抱在左边。这是为什么？索尔克关于让孩子"贴近母亲的心"的最初理论，因其简单性而具有吸引力，但自从那次动物园之旅以来，50多项研究积累的证据并没有为这一理论提供多少支持。

另一种可能是，左抱在婴儿和父母之间创造了更进一步的亲近感。把婴儿放在父母的左侧空间和左侧视野中，可以使右脑更多地"接触父母的身体"。这也让孩子暴露在父母的左脸附近，正如我们将在第六章学到的，往左抱娃势比往右抱娃更情绪化。虽然这种解释比"母亲的心跳"理论略显笨拙，但它在解释这一领域的许多（但不是全部）研究方面做得更好。这当然能更好地解释为什么母马会把小马驹放在左边，尤其是在受到威胁时更是如此。这也有助于解释为什么抑郁的母亲不太可能往左抱娃，或者为什么患有自闭症的人不太愿意努力与婴儿身体保持亲密接触和亲近感，也不太可能往左抱娃。

本章要点汇总

总的来说，这些典型案例向我们表明，人类倾向于把婴儿抱在左边，但这不是人类独有的抱姿。这种现象在其他灵长类动物和其他哺乳动物中广泛存在，可能是因为这种安排提供了感知和情感上的结对优势。我们应该怎样抱婴儿呢？通常的抱姿是抱在左边。

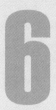

第六章
摆造型：最漂亮的半边
脸颊向前探

谁能正确地看到人脸：摄影师、镜子还是画家？

——巴勃罗·毕加索（Pablo Picasso）

你可能知道一个古老的笑话:"当你开始长得像护照上的照片时,你该回家了。"你也可以找到这个笑话的很多变体,结尾是"你可能需要旅行了"或"你病得太重,不能旅行了",但它们都暗示着同一件事:你的护照照片可能看起来很糟糕。护照照片几乎都很糟糕。不要微笑,不要戴帽子,不要戴眼镜,不要有任何其他面部遮盖物,请直视镜头,"咔嚓"一声,照片出炉!这是一张我们要携带很多年的照片。办理交通运输部证件或员工身份证件的时候摆造型,也会得到类似的结果。人们直视镜头的肖像不是很讨人喜欢。

如果我们在 Facebook 上浏览朋友的头像,或者在最喜欢的约会应用上寻找潜在的追求者,我们会注意到人们很少展示正脸,几乎总是转向某一边。习惯摆拍的名人经常夸大这种侧偏好倾向。看看 YouTube 上最近颁奖典礼"走红毯"的片段就知道了,侧脸姿态明显得就像人工日晒肤色和伪装的微笑一样。

　　摆拍行为的偏侧化就像本次调查中的其他行为一样，左偏和右偏的概率并不均等。如果摆拍姿势的方向是随机的，50%的非中心位置的自拍或头像将主要展示右脸颊，另外50%则显示左脸颊。但事实并非如此。大多数人脸照片都展示左脸颊，包括最著名的肖像画《蒙娜丽莎》（见图22）。这些图像可能有数百年的历史，是一位伟大的大师手绘的图片，也可能是一个青少年在购物中心随意自拍的最新照片。图像是手工制作的，是用专业相机拍摄的，还是用手机拍摄的，这些都不重要。"左脸示人"现象甚至可以在硬币上找

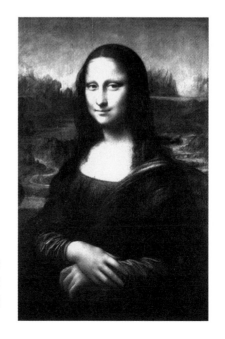

图22　列奥纳多·达·芬奇的《蒙娜丽莎》表现出了肖像画中"左脸示人"的侧效应。

到。当英国皇家铸币局向国王爱德华八世（当时的温莎公爵）提交设计时，他拒绝了"右脸示人"的安排，因为他认为自己左侧的五官"更优越"。只有在非常特殊的情况下，我们才会在一组照片中发现"右脸示人"现象，我将在本章后面描述这些情况。这是怎么回事？为什么我们拍头像时要"左脸示人"？

查尔斯·达尔文是最早描述我们在表达情感时具有左侧偏好的人，尤其是更具攻击性的表情，如在嘲笑时我们通常会露出左侧的犬齿。1872 年，他出版了《人与动物情感的表达》（ *The Expression of the Emotions in Man and Animals* ）一书，这本书显然被他更著名的作品《物种起源》（ *On the Origin of Species* ）盖过了风头。

然而，他对情绪的关注也启迪了无数的科学研究。其中一个比较著名的例子是美国心理学家保罗·艾克曼（Paul Ekman）的一系列研究。在艾克曼的研究开展之前，科学家们普遍认为，人类通过手势、语言和表情学会了如何与他人交流，不同的文化在语言和交流风格上表现出巨大的差异，包括面部表情。虽然语言和文化的确是后天习得的，但有些行为似乎也是我们与生俱来的。

艾克曼研究了巴布亚新几内亚一个与世隔绝的部落，他发现，即使在地理上和文化上与世隔绝的人，也会表现出与地球上所有其他人类完全相同的面部表情。他描述了普遍的

情绪及其伴随的面部表情，包括快乐、愤怒、厌恶、悲伤、
恐惧和惊讶（见图23）。

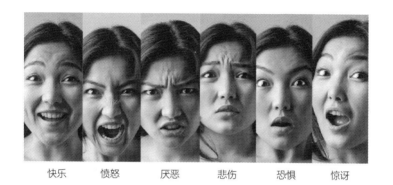

| 快乐 | 愤怒 | 厌恶 | 悲伤 | 恐惧 | 惊讶 |

图23 心理学家保罗·艾克曼描述的六种普遍的面部表情。

这些基本的情绪表达已经被广泛研究，许多不同的研究
小组进行了大量基于实验室的实验，发现左脸比右脸更能表
达情绪。这是因为右脑控制着情绪处理，并且对左半边脸
（下半部分的2/3）有着更多的控制力。

在英国剑桥大学，克里斯·麦克马纳斯（我的学术导师和
前主管之一）和尼古拉斯·汉弗莱（Nicholas Humphrey）率
先报告了著名肖像表现出的"左脸示人"侧偏好。他们研究
了在16世纪到20世纪之间完成的1473幅正式肖像画，这
些肖像画现存于伦敦的国家肖像画廊、剑桥的费茨威廉博物
馆及一些肖像画选集（见图24）。大多数被画对象的姿势都

是向右转（露出左脸颊），这一效果在女性（68%的左脸颊）中比在男性中（56%的左脸颊）表现得更明显。请留意男性和女性之间的差异，因为我很快就会在本章后面再次提及这种差异。

为什么画像总是突出左脸颊？首先，让我们回顾一下专注于艺术家而非主题的"机械一般呆板的"解释。想想约翰内斯·维米尔（Johannes Vermeer）的《绘画的艺术》（*The Art of Painting*，见图25）中描绘的场景。右撇子画家通常喜欢把绘画对象放在自己的左边，这样绘画对象就不太可能被画架或画布挡住。这样的艺术家会把自己的左脸颊展示给绘画对象，而对方也会轮流互换侧脸方向。

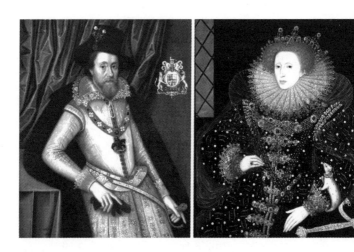

图24　詹姆斯一世和伊丽莎白一世的肖像，詹姆斯把右脸颊转向前，而伊丽莎白则把左脸颊转向前。

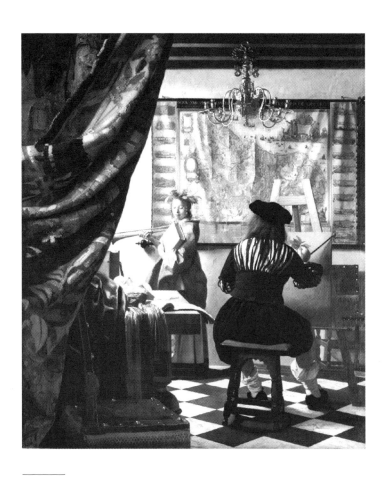

图 25　约翰内斯·维米尔的《绘画的艺术》描绘了惯用右手的画家通常如何将绘画对象放在左边。

另一种可能性是，艺术家的惯用手是罪魁祸首。尽管最近的许多著名艺术家都是左撇子，但绝大多数艺术家都是右撇子，右撇子可能更容易画出面向左边的侧脸像，就像右撇子更容易从左往右写字一样。

如果这些解释不能令人信服，那也不足为奇。这两种解释都不能解释侧偏好的性别差异，即女性更倾向于露出左脸颊。此外，如果画家的用手习惯导致了绘画对象的侧脸偏好，那么，画家换成另一只手绘画，绘画对象也应该会换成另一半脸展示。许多著名的画家都是左撇子，包括列奥纳多·达·芬奇、伦勃朗、米开朗琪罗、拉斐尔、汉斯·霍尔拜因、M.C.埃舍尔、文森特·梵·高和彼得·保罗·鲁本斯。但一项对他们的肖像画表现出的侧偏好的调查显示，右撇子也同样明显存在展示左脸颊的侧偏好。例如，70%的拉斐尔肖像画展示左脸颊，57%的霍尔拜因肖像画展示左脸颊。因此，画家的惯用手不太可能是"左脸示人"侧偏好的罪魁祸首。

为了排除"机械一般呆板的"解释，我们可以数一数古画中的脸颊，还可以研究相机拍摄的肖像。在这里，不管照片是用专业级别的相机（通常用双手拿着）拍摄的，还是用手机（通常用一只手抓着）拍摄的，都存在着左脸示人的倾向。显然，这些情况的侧偏好与绘制曲线或画架的位置无关。此外，与绘画相比，相机拍摄的女性肖像更倾向于展示左脸颊，这表明还有其他因素在起作用。那是什么呢？如果左偏不是输出效应（即机械偏置），那可能是输入效应吗？

也许人们更喜欢看左脸的肖像画。换句话说，也许这是一种感知效应。在右脑中，有一些区域，比如右梭状回面孔区（rFFA），似乎专门用于处理看起来像人脸的图像，包括人脸的身份确认和情绪表达。当我们认为自己在云层中看到一张脸，在烧焦的烤奶酪三明治中看到一张脸，或在拿铁咖啡的泡沫中看到一张脸时，这也是 rFFA 内大脑激活的结果。大脑的该区域似乎在一生中都在问："脸在哪里？脸在哪里？脸在哪里？"整天都在问！

在实验室中，我们很容易证明。当我们感知人脸时，我们会更加注意左脸颊（它位于右侧视野中）。图 26 是一个嵌合脸的例子，它是由两张从中间分开的不同图片组成的合

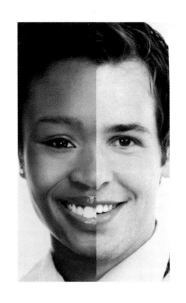

图 26　一个嵌合脸的例子。如果这张脸在观众欣赏图片的过程中短暂闪现，他们通常会认出或记住图片的右边（描绘的是左脸颊）。

成图像。图像甚至不需要是同一个人。嵌合脸可以来自两个个体，甚至来自同一个体的两个不同的面部表情。如果这些奇怪的面孔组合在屏幕上短暂闪现，人们通常会识别出呈现在右脑中的人脸，即左脸颊。左脸颊的姿势向观察者的右脑暴露了更多的面部特征，这使得面部更容易被识别。左脸颊的样子甚至比右脸颊的样子更容易被识别。

左脸颊的侧偏好"规则"有几个有趣的例外。其中一幅是自画像。如果我们调查博物馆的艺术藏品，只选择画家自己画的肖像，他们往往会显示右脸颊（见图 27）。这种"正常"侧偏好的反向图像可以在 15~19 世纪的肖像画中找到。但在 20 世纪，当现代摄影得到广泛运用时，该现象似乎消

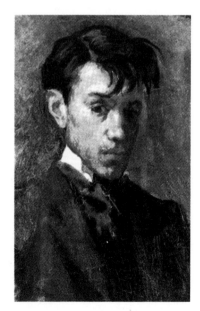

图 27　巴勃罗·毕加索 15 岁时的自画像，表现出了右脸示人的侧偏好，而不是通常在别人的画像中观察到的左脸示人的侧偏好。这种反向图像是因为画像是画家对着镜子画的吗？

失了。那么。15~19世纪发生了什么呢？这些自画像是如何被画出来的？为什么它们的特点与正常的左偏倾向相反？

几乎可以肯定的是，镜子及其引起的反向镜像是部分原因。如果画家在镜子前摆姿势，采用左脸示人的"正常"造型，镜像就会把向前的左脸颊呈现在空间的右侧，反向镜像就会在自画像中复制出来。所以，反向推测一下，我们在一些早期的自画像中看到的右脸颊效应，可能实际上反映了镜子中左脸颊的侧偏好。此外，假设回到15世纪，在没有自拍设备的情况下，试着创作一幅自画像的情景。右撇子画家可能会把镜子放在左边，让镜子清晰地照亮自己的左脸颊，但不会挡住绘画的右手，抬手绘画时也不会挡住镜子。

对于这种反向图像，还有一些更为复杂的潜在解释。因为面部的情绪表达主要由右脑控制，所以左侧脸更容易表达情绪。画家画自画像的时候，可能在努力画出更有表现力的那半边脸，即左脸，而在镜子里看起来就是右脸！

自画像以前很少见。如今，一个普通的青少年一天可以拍十几张这样的照片，但不能说这是自画像，我们称之为"自拍照"。对Instagram和其他平台上的自拍照的研究表明，人们有左脸示人的侧偏好，但这种侧效应似乎取决于照片的拍摄方式。在一项针对5个主要城市（纽约、圣保罗、柏林、莫斯科和曼谷）的3200张自拍照的大型调查中，一个意大利研究小组从每个城市选出640张自拍照，寻找左脸示人或右脸示人的侧效应，但都没有发现。然而，自拍模式对露出哪半边脸有着很大的影响。当对着镜子自拍时，他们倾向于露出右脸颊（70% 的情况下）。"标准"自拍（没有镜子）的结果相反，其特征是露出左脸颊，但比例较低（53% 的情况下）。这种影响在不同性别和 5 个城市之间是相当一致的，只有在曼谷女性和柏林男性中才能明显看出图像的细微变化。这是怎么回事？人们似乎有一种纯文化型的侧偏好，喜欢展示左脸颊。镜子肯定会混淆左右，但不能扭转侧偏好。它们只是颠倒了侧偏好的呈现。研究人员使用的 3200 张自拍照数据库在 selfiecity. net 上公开，任何想要验证自己预测的人都可以在上面找到答案。

在其他一些特殊情况下，典型的左脸偏好会消失。如果拍正式的照片，学者们摆拍时不会表现出通常的左脸偏好。在一项对英国皇家学会成员正面照的研究中，左脸偏好现象消失了，但同一研究小组在其他肖像画收藏中发现了这个现象。这可能是因为科学家们渴望表现得冷静和理性，从而促使他们采取一种更为右偏的姿势。这种策略似乎行之有效。在一项关于人们如何看待科学家肖像画的研究中，荷兰莱顿大学动物行为学教授卡瑞尔·滕·凯特（Carel ten Cate）让人们推测教授们的"细致严谨"程度，并对他们的肖像画进行评分（见图 28）。果不其然，参与者认为，偏好左脸示人的教授没有偏好右脸示人的教授细致严谨。巧妙之处在

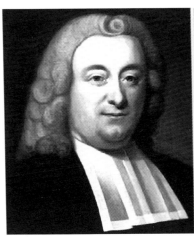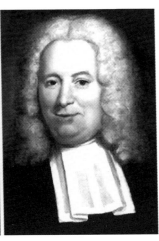

图28　卡瑞尔·滕·凯特2002年研究中使用的乌得勒支大学教授们的例子。左边是胡克教授右脸示人的肖像画，在"细致严谨"方面得了高分。右边是威塞林教授左脸示人的肖像画，他的"科学"得分较低。

于，滕·凯特还展示了反向镜像的肖像画，以确保左脸颊和右脸颊的照片在视觉上没有任何不同，但这对研究中的参与者没有影响。无论画像是不是反向镜像，右脸肖像都会让此人显得更细致严谨。

　　事实证明，你甚至不需要成为一位真正的科学家，就能摆出一副细致严谨的架势。澳大利亚的一个研究小组让人们摆好姿势拍照，这是对以往学术肖像研究的一个巧妙转变。他们被告知："你是一位事业顶峰的成功科学家……你刚刚被皇家学会接纳为会员，并应邀为他们的画廊提供一幅肖像画……你想给人一种聪明、思维清晰的印象……尽量避免描绘任何情感。"这组人接受了这样的指导，他们在画肖像时倾向于展示右脸颊，与正常的左脸示人的侧效应相反。这种反向现象的出现是因为人为的环境？显然不是。在同一项研究中，另一组被给予了更多的情感条件，并被告知："你有一个亲密的家庭……你将出国一年，想要拍一张肖像照作为礼物……在照片中尽可能多地倾注真正的情感和激情。"这种情况下的参与者更多地展示了左脸颊，就像我们期待的情感型肖像照一样。

日本的研究人员最近为这项研究添加了一个巧妙的转折。他们想知道摆拍的人是否意识到自己摆姿势的侧偏好。在复制原始结果后，研究人员使用同样的两个条件（为全家福表达情感，或作为科学家表现出冷静和令人安心的态度），测量人们是意识到了自己的侧偏好，还是无意识地产生的一种直觉或习惯。有趣的是，参与研究的学生志愿者完全没有意识到他们自己的侧偏好，也没有意识到他们为之摆造型的肖像类型如何影响他们的选择。

总的来说，这些研究告诉我们，当人们想要在照片中传达情感时，他们倾向于展示左脸颊，这是更能表达情感的部位，并且由右脑（更情绪化的那个半球）控制。当人们想要隐藏自己的情绪或表现得无动于衷时，他们会探出右半边脸，由情绪较少的左脑控制。

这种摆姿势的策略在现实世界中以许多有趣的方式表现

出来。如果我们比较不同学科的学者，英语教授比科学家更可能摆出左脸颊。如果我们对比男医生和女医生，女医生比男医生更有可能露出左脸颊。

即使我们给人们展示一张学生的照片，让他们猜测学术专业（给出化学、英语或心理学的选择），露出右脸颊的学生更有可能被认为是化学专业的学生，而露出左脸颊的学生则更有可能被认为是英语专业的学生。

到目前为止，我们一直在假设人们在各种情况下的行为是一致的，但这当然不是真的。人类的行为总是取决于环境背景，摆造型也不例外。也许最强烈和最常见的残忍而痛苦的描述是耶稣被钉在十字架上的形象。画家们会如何呈现这种充满情感的场景呢？

通常在肖像画中看到的左脸示人倾向在耶稣被钉在十字架上的形象中被极大地夸大了。在最近一项关于符合入选标准的图片（面朝前的图画，而不是浮雕或其他形式）的研究中，90%的耶稣受难图的描绘都以耶稣的左脸颊为特写，这一侧偏好远远高于同一时期的同类肖像。也许艺术家夸大了正常的左脸偏好，试图放大这一极端时刻的情感表达。

除了这些基于大脑的解释，我们还可以考虑《圣经》中的解释。耶稣在十字架上的许多形象也以耶稣右边十字架下的圣母玛利亚为特色。耶稣向右转头和露出左脸颊，也许和耶稣转向玛利亚有关。《圣经》中的另一个解释涉及耶稣和玛利亚的其他亲子形象。在玛利亚妈妈抱着耶稣宝宝的照片中，玛利亚通常用左臂抱娃，照片中耶稣宝宝的左脸颊朝外。耶稣被钉十字架的这些图像，也许只是为了与幼童时期的耶稣画像一致。

也可能不一致。如果不考虑耶稣被钉死在十字架上之后复活的肖像，描绘耶稣生平的艺术品研究就不完整。在随后的一项研究中，进行耶稣受难研究的同一个美国小组还从世界各地的画廊收集了数百张耶稣复活的照片，并问："复活的耶稣展示的是左脸还是右脸？"

复活的耶稣图像不同于在耶稣受难图中发现的 90% 的左脸偏好，前者显示出的左脸偏好较弱但仍然明显，49% 的画像突出左脸颊，21% 的画像是正面脸，30% 的画像突出右脸颊。为什么左脸示人的侧效应在这些场景中这么弱？也许耶稣复活对比耶稣受难的积极情绪也是原因之一。正如我们在前言中回顾的那样，右脑在情感处理中占主导地位，尤其是负面情绪。左脑可以表达更多的积极情绪，所以更"积极"的复活场景可能会反映在侧脸偏好的切换中。

我自己的研究小组比较了不同宗教的数据，研究了宗教艺术中的姿势偏好。不同的宗教对情感的表达方式有很大的不同。一些人认为，表达强烈的情感在日常生活和宗教表达中很重要，这种观点与《圣经》有关。宗教的冥想传统采取了一种非常不同的方式来表达情感，其中情感的平静是宗教体验的一个关键部分。鉴于佛教是冥想传统的一个极好的例子，我们选择比较佛陀和耶稣的肖像，看看基督教所期望的更情感化的肖像是否会在描绘佛陀的艺术中消失。正如预测的那样，与耶稣相比，佛陀更有可能被画成正面脸（没有左脸偏好现象）。

如果在这场关于造成侧脸偏好的对话中考虑宠物的形象问题，可能会显得很愚蠢，甚至很疯狂。毕竟，当相机对着狗、猫或青蛙时，这些宠物真的会摆造型吗？尽管 YouTube 上有一些有趣但可能是误导性的例外，但宠物们可能并不知道它们正在被拍照，而且更不可能的是，狗的右脑在情感上如此占主导地位，以至于在拍摄特别情绪化的照片时想要展示自己的左脸颊。

然而，宠物的肖像还能透露出其他信息：宠物主人的侧偏好。我自己研究小组的学生对狗、猫、蜥蜴和鱼的图片进行了抽样调查，并将这四种非人类物种与人类婴儿的图片进行了比较。为什么是婴儿呢？因为与成人为挂在皇家学会大厅里的图画摆造型不同，婴儿不太可能知道图片的目的，即使他们知道相机和照片是什么也没用。就像挂在世界各地画廊里布满灰尘的老人的旧画像一样，婴儿的现代照片也表现出同样的左脸偏好。猫和狗呢？狗的图像倾向于突出左侧脸，但在猫身上没有观察到这种侧偏好！真是个惊喜……猫想干什么就干什么。鱼和蜥蜴呢？没有侧偏好。

本章要点汇总

那么，我们将如何摆造型拍摄下一张照片，或者，我们将选择哪一张自拍照来发布下一个帖子呢？如果我们想表现得情绪化、平易近人、友好，我们应该露出左脸颊。如果我们想表现得冷漠、客观，甚至超然脱俗，我们应该选择一个更直观的正面脸造型，甚至呈现"右脸示人"的侧偏好。有时候，摆出"右脸示人"的姿势就是摆"左脸示人"的姿势，这是个镜像问题。

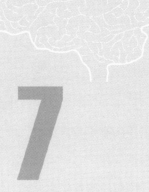

7

第七章
光源方向：我们调对灯光了吗？

绘画的硬核是光源。

——安德烈·德朗（André Derain）

这里有一句老生常谈的话：一张图片胜过千言万语。如果我们手头有照片，那就太好了。把图片转换成文字是很困难的事情。用语言来描述大脑是如何将两个模糊且不完整的二维视网膜图像转化为无缝的、清晰的、完美衔接的三维图像，那就更加困难了。我们的大脑擅长构建图像，大脑中有大量的神经区域专注于这项工作。实际到达我们视网膜的图像，通常可以通过多种方式进行解读。然而，我们并不倾向于接受任何一种选择。我们以单一的、稳定的、有凝聚力的方式感知视觉场景，而不是在对模糊数据的合理解释之间来回切换。但这并不意味着我们"看到"的东西真的存在。

马克·吐温在描述自己的记忆时说过一句名言："我能记得的惊人事件不如我能记得的不那么惊人的事情多。"马克·吐温对记忆易错性的思考超越了他的同时代人，这也适用于视觉。我们"看到"了许多实际上并不存在的东西，甚至，我们无法辨别出许多实际上存在的东西。任何浏览过视觉错觉图或观看过魔术表演的人都会很快意识到，我们的视觉系统是多么容易出错。这是一个很容易破解的系统，在创建一个视觉上完美衔接的世界时，它所做的许多计算都是基于一些非常简单的假设。

如果没有这些简单的假设，就很难消除通过我们眼睛接收到的信息的歧义。考虑图29中的一对球体。哪一个是凸的（向外伸出），哪一个是凹的（向内推进）？

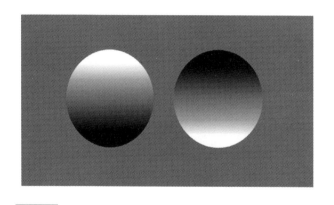

图29 两个相同但旋转的球体。一个是凸的，另一个是凹的。

这是一个刁钻的问题，因为两个球体实际上是完全相同的图像，只是互相旋转了180度。没有一个是凹的或凸的，但几乎所有人都认为，左边的图像是凸的，右边的图像是凹的。为什么？因为我们的一个假设。在所有条件相同的情况下，我们假设光源通常来自上方。这个假设最初是由伦敦皇家学会的植物学和化学教授菲利普·弗里德里希·格梅林

（Philip Friedrich Gmelin）在 1744 年提出的。在正常情况下，它相当站得住脚，但也有例外。除非我们在山顶上，或者看到水或雪反射的光，否则自然光通常来自头顶。甚至人造光源也倾向于来自上方。我们大多数人把灯安装在天花板上，而不是地板上。在我们自己的家园（地球）之外，这些假设并不总是成立的。

考虑图 30 中同一个月坑图像的两个复制图。假设光是从上面照射下来的，上面的图像看起来就像月球表面的一座小山，而下面的图像看起来就像一个火山口。这是不可能的。

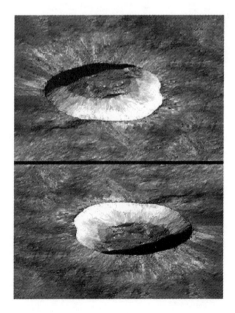

图 30　旋转 180 度的月坑图片。假设光源来自上方，使上面的图像看起来像一座山，下面的图像看起来像月球表面的一个火山口。

阴影只是我们的大脑利用二维视觉信息来恢复三维空间的一种方式。其他的提示也都给出了深度线索，如插入的事物（一个物体遮挡另一个物体）、双眼视差（到达右眼和左眼的图像之间的微小差异）、线性透视（线性透视在远处聚合的方式），甚至两个物体的相对运动（称为运动视差）也为观看者提供了关于物体相对深度的提示。但本章的大部分内容将集中于光线和阴影，特别是我们的侧偏好和假设，而不是提供深度感知的综合考察。

我们的视觉系统假设光线来自上方，这不会给你们的理解力造成巨大的冲击。毕竟，地球上的所有物种，甚至是夜行动物或生活在海洋深处的生物，都要依靠头顶的光源。然而，本书研究的是左侧偏好和右侧偏好，所以我们应该预期在光线方面也有侧偏好，而且确实也存在。我们倾向于假设光源不仅来自上方，而且也来自左方。我们从著名艺术品的实地研究和阴影气泡的实验室研究中了解到这一点。在旧地图上甚至可以看到光线的左侧偏好。人类试图从二维图像中创建一种深度感，这是一个古老的问题，有时也是一个非常重要的问题。例如，早期的制图者在二维绘图中描绘凹凸不平的地形时遇到了挑战，所以他们早在 15 世纪就开发出了把山脉阴影放在右边的习惯（推断是左侧光源，见图 31）。当我们在日常生活中，照亮我们道路的光源可能在右上方和左上方之间保持了平衡。但如果我们调查一下巴黎卢浮宫、

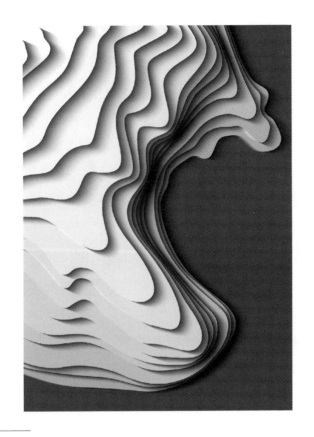

图31 制图师开发了一种在二维图像中描绘深度的惯例，通过来自左上角的假定光源来描绘高度。这是一个现代数字化的例子，但这个惯例早在 15 世纪就出现了。

马德里的布拉多美术馆和加利福尼亚州帕萨迪纳市的诺顿·西蒙博物馆的名画，我们就会发现它们往往描绘的是从左上角被照亮的场景或人物。例如，弗朗斯·弗兰肯（Frans Francken，约 1615 年）创作的《命运的寓言》

（ *Allegory of Fortune* ），藏于巴黎卢浮宫。图 32 中的光源明显来自左侧（左上角的太阳可以清晰地看到）。在其他作品中，光源不那么明显，必须通过阴影来推断。

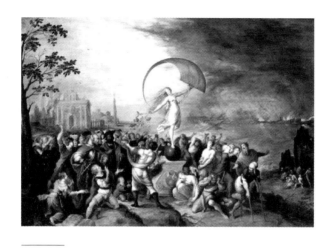

图 32 弗朗斯·弗兰肯的《命运的寓言》（约 1615 年），藏于巴黎卢浮宫。

詹妮弗·松（Jennifer Sun）和彼得罗·佩罗纳（Pietro Perona）研究了 225 幅大师画作，他们给两个独立的评分员（一个左撇子，一个右撇子）一个量角器，让他们确定每幅作品的主要光照角度。对左上角光源的侧偏好在各个时期和艺术流派中都是强烈的、一致的。从文艺复兴时期到巴洛克时期，再到印象派时期，它一直存在于罗马的马赛克艺术中。在一些宗教艺术中，光源方向的左侧偏好也很明显。在对拜占庭和文艺复兴时期的耶稣受难画和圣母与圣子画的研究中，左侧偏好表现得更加强烈。在我自己的实验室里，我们用几种不同的方法研究了艺术作品中左侧光源的侧效应。首先，我们尝试了一个非常简单的方法来研究相对简单的艺术。我们收集了尽可能多的儿童图画，我们可以在图上找到明确的光源。每幅画里都有一个太阳。一旦集齐了 500 多个不同的图像，我们就会根据它们的光源位置进行编码。我们发现了什么？在超过 2/3 的情况下，孩子们倾向于把太阳画在页面的左上角。

我们后续的一项研究更复杂一些。我们想知道左侧灯光效应是否存在于成年人创作的抽象图像中，这些画作缺乏肖像画或风景画中的典型元素。抽象图像中的光源很难甚至不可能被识别，所以我们必须想出一个聪明的方法来寻找画中光源的侧效应。我们创建了一个"虚拟手电筒"的电脑程序，由鼠标控制，让人们在电脑屏幕上通过照亮作品来探索抽象画，把聚光灯放在他们想要的任何地方。我们指导参与者"把虚拟手电筒的位置放在最能让你感到赏心悦目的位置"。为了防止我们选择的抽象画本身就存在侧偏好，比如，把更有趣或吸引眼球的元素放在左上象限，我们将每张图像正常地呈现在镜子面前，形成反向镜像。我们的参与者观看了一组随机的原始图像和反向镜像，每次我们展示一幅抽象画时，他们都会以最佳方式"点亮"这幅画。结果怎样了呢？

即使在这些抽象的图像中，人们也会选择左上角的光源。平均而言，参与者选择了 40 张图片中的左上象限，只有 6 张例外。由于抽象艺术的左侧偏好一直存在，我们知道风景画或肖像画中的左侧偏好并不依赖于作品中的离散图像和具体形象。相反，一种更基本的侧偏好在起作用。当观看一幅画时，你很难确定预期的光源。在一些图像中（如《命运的寓言》），光源是明确的。我们可以看到太阳在左上角。在其他画作中，我们需要根据阴影的模式来推断光源的方向。在大多数情况下，我们所考虑的研究都要求人们判断他们认为光线来自哪里，但这种方法存在一个问题。正如我们在本书中所了解到的，人类有侧偏好的认知和行为，所以这些侧偏好完全有可能影响这些研究的结果。同样的缺陷也适用于我自己进行的研究。那么，我们如何才能消除人工评分的潜在混淆因素呢？我们可以用一台计算机和一款叫MATLAB 的图像处理软件来做到这一点。

一个由来自日本和加利福尼亚的科学家组成的研究小组设计了一个非常聪明的摄影取景方法研究。他们让参与者在三个条件下拍摄了超过 12000 张照片：①白天在室外拍摄时，要求参与者不要刻意取景（在控制条件下，参与者在拍摄下一张照片前只需要旋转 45 度）；②白天在室外拍摄时，要求参与者刻意取景；③室内使用人工光源，要求参与者取景。如果人们对光源来自左上方的图像有一种天然的偏好，那么，这种侧偏好应该出现在②和③条件下，但不会出现在①条件下，即照片的取景基本上是"随机的"。

研究人员没有人工判断图像的光源，而是对数千张照片进行了光谱分析，在所有照片上生成了三种情况下的"平均"图像。正如预测的那样，在②和③两种"取景－构图"条件下，照片的光照梯度都一致向左倾斜，在室内拍摄的照片向左倾斜9度（见图33）。

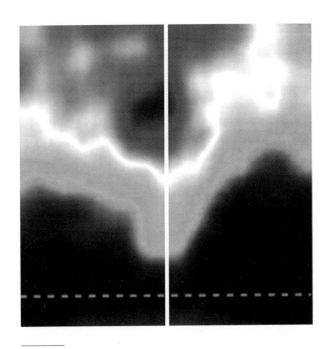

图33　成千上万张室内"合成"照片中光照分布偏差的平均值，显示了光源来自左上角。横虚线代表地平线，而竖实线代表图像的正中心。注意，光源往往来自正中心的上方和左侧。

到目前为止，我们已经考虑了肖像或风景等图像，甚至抽象艺术。这些图片大多是相当复杂的，包含许多不同的视觉元素和颜色，特别是在抽象作品中，这些元素有着不同的诠释。然而，即使是非常简单的图像，我们对左侧光照的偏好也很明显，这些图像只能用一种或两种方式来解释。回头看看图30中的两个球体，一个是凹的，另一个是凸的。这两个图像的角度差是180度，但如果我们不把它们旋转那么多呢？如果光线看起来不是直接来自顶部或底部，而是来自侧面呢？

詹妮弗·松和彼得罗·佩罗纳使用了一组阴影球体（见图34），并要求人们检测一个与其他球体不匹配的"单目标"

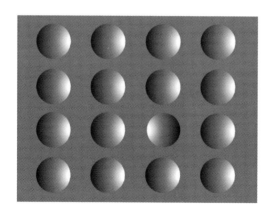

图34 通常，光源来自一侧（本例中的光源来自右侧）。人们必须检测出与其他球体不匹配的"奇怪"球体。

球体。他们原以为，当整个光源来自正上方时，人们能最快地探测到"奇怪"球体，但事实并非如此。相反，当光线来自左上角偏离中心约 30 度时，人们能够最好地探测到这个奇怪的东西。其他研究人员采用了稍微不同的方法（带有平行突出条纹的平面图像），发现了几乎相同的事情。在那项研究中，人们更喜欢左偏 26 度的灯光。

在我自己的实验室里，我们受到图 30 的启发，尝试了一些非常简单的方法。如果从顶部打光，球体看起来是凸的，如果从底部打光，球体看起来是凹的，那么，如果从侧面打光，会发生什么呢？我们取了几对球体，将光照角度改变 22.5 度，然后让人们判断哪个球体是凹的。正如名画研究者所预料的那样，人们对左侧打光的图像表现出了偏好。左侧打光的球体看起来是凸的（就像球体从上面被照亮一样），而右侧打光的图像是凹的。

我还可以提到许多其他关于气泡簇的光源研究，但绝大多数（尽管不是全部）都发现了我已经描述过的相同的光源偏好。有人观察到，惯用手和歪头方向等因素会调节光源偏好，但不会逆转或消除这种侧偏好。左侧打光的物体甚至比右侧打光的反向镜像的物体看起来"更明亮"。关于"真正的"三维艺术（如雕塑）的研究很少，到目前为止，产生的结果好坏参半。

如今，我们所考虑的几乎所有研究都来自西方世界。西方人所感知到的西方肖像、艺术和广告，明显有从左侧打光的倾向。然而，正如我们在第三章中学到的，个人的母语阅读方向（NRD）对侧偏好的日常行为有很大的影响。某本书的文本是用英文写的，阅读时要从左向右浏览。欧洲、北美、南美、印度和东南亚的大多数现代语言都是从左向右书写的。然而，也有一些流行的语言是从右向左阅读的，包括阿拉伯语、阿拉姆语、希伯来语、波斯语（法尔西语）和乌尔都语。对于从右向左阅读（RTL）母语的读者来说，光线的侧偏好是否与那些从左向右阅读（LTR）的西方读者不同？我们也可以像以前一样使用凸气泡和凹气泡来回答这个问题。如果我们制作一大堆泡泡（设计一个看起来有点像鸡蛋盒的图像），但从"错误的"（即不同的）角度"点亮"其中一个泡泡，那个"奇怪"泡泡就会脱颖而出。再次考虑图 34 中的数组。第三行第三列的气泡很奇怪。根据迄今为止的大多数研究，我们在检测从左上方被照亮的"奇怪"物体时，速度远远超过了检测从右上方被照亮的物体。然而，也有例外。希伯来语是从右向左阅读的，希伯来语读者通常表现出较少的左侧光源偏好，甚至会出现右侧光源偏好。

鉴于光源偏好的反向案例，我们想知道一个人对从左边或右边打灯光的物体的偏好是否也可能随着母语阅读方向而改变。在我自己的实验室里，我们向 LTR 和 RTL 读者展示从某一边照亮的图像和同一场景的镜像图像。我们不仅要求参与者们汇报他们更喜欢哪张图片，还使用了红外线眼睛监控装置来测量参与者们在比较图片时看屏幕的位置。

习惯从左向右阅读的人，花在研究屏幕左侧的时间比研究屏幕右侧的时间多得多，而且他们也更喜欢从左侧打灯光的图像。从右向左阅读的人没有表现出完全相反的模式，但也很接近。他们花了更多的时间浏览图像的右侧，而不是左侧。对左侧光源型图像的偏好现象消失了，但也没有出现相反的侧偏好。

到目前为止，我们已经了解到，大多数人①倾向于认为光线来自左上角；②倾向于创作左侧光源型艺术作品；③对左侧打光的物体反应更快；④认为左侧打光的物体似乎更明亮；⑤更喜欢左侧打光的物体。但是，在现实世界中，这些偏侧化的认知是如何影响我们的呢？我们在旧画中看到的左侧打光的偏好在现代印刷广告中也很明显。在一项对2801个整版广告的调查中，我自己的研究小组发现，47%的广告是从左侧打光的，33%的广告是从右侧打光的，20%的广告展示了从中间打光。在前一章中，我们讨论了在肖像和广告中常见的摆姿势侧偏好，大多数人在肖像和广告照片中都显示左脸颊。摆姿势和打灯光的侧偏好会相互影响，这不足为奇。带有右侧姿势的广告也倾向于右侧打光，反之亦然。

尽管我尽力了，但我没有找到任何证据可证明艺术家或广告商确实是故意为之。关于他们创作中的侧偏好现象，证

据清晰且确凿，但为什么会这样呢？以广告为例，侧偏好真
的有帮助吗？左侧打光的广告会更吸引人一些吗？根据我自
己实验室的一些初步研究，左侧光源型广告看起来似乎更
好。我们知道大多数广告都是左侧打光的，而且左侧打光和
右侧打光的广告在布局或内容上可能存在其他一些潜在的差
异，我们自己试图为虚构的产品设计假广告，制作相同广告
的左侧光和右侧光两个版本（见图 35）。我们创建了虚构的
产品名称以避免受到对真实品牌态度的影响，并向 45 名学
生展示了两个版本的广告，要求他们对诸如对广告的态度、

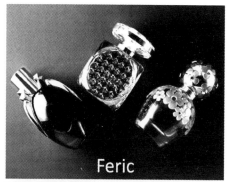

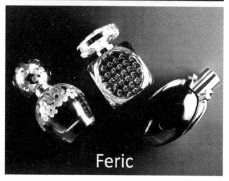

图 35　同时使用左侧
光版本和右侧光版本的
假广告。我们询问人们
更喜欢购买哪种产品，
他们选择左侧打光的
产品。

对产品的态度、对品牌的态度和他们将来购买这些商品的意愿等问题进行评分。我们的假消费者给假产品和假品牌的评分更高，因为它们是左侧打光的。似乎我们在真实广告中看到的左侧偏好终究是有回报的。

本章要点汇总

在本章中，我们了解到我们的视觉感知是由我们的假设所引导的，我们倾向于假设光源来自上方和左侧。这种侧偏好反映在我们的肖像、艺术甚至广告中。我们认为左侧打光的物体看起来更好看，我们甚至更有可能购买这些产品。下次拍照并上传到在线约会网站，或者拍摄旧沙发并上传到网上销售时，记住把好看的侧面放在左边，这可能会有帮助。

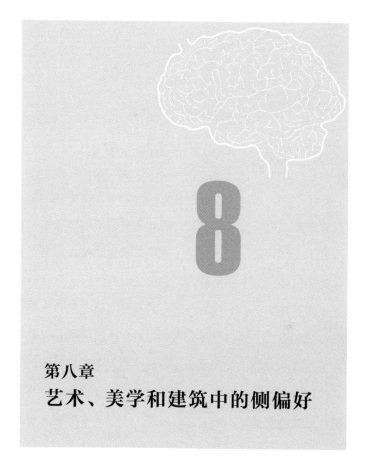

第八章
艺术、美学和建筑中的侧偏好

　　右眼是在神圣事物中指引方向的参谋，左眼是在世俗事物中指引方向的顾问。

——希波主教奥古斯丁，《登山宝训》

有一句拉丁格言：De gustibus non est disputandum，字面意思是"品味无可争辩"。这句话更常见的解释是"各有所好，无所计较"，这反映了人们的普遍认知，即艺术和美学的品位是高度个性化的，而且往往深不可测。对这一格言更极端的解释是，一般的科学（尤其是实验心理学）与美学无关。的确，艺术科学还处于童年时期，但我们正在取得进步。在这一章中，关于侧偏好的科学闯入了艺术世界。正如我们将了解到的，在艺术和建筑的生产和欣赏中存在一些明确且一致的侧偏好。我们还将发现，个人的审美偏好可能是相当复杂的，并受到多种因素的影响。侧偏好是其中一个因素，但其他因素肯定更重要，甚至可以压倒侧偏好在特定情况下可能产生的任何影响。简单地把一幅非常糟糕的画左右颠倒，并不能把它变成一幅美丽的甚至可以接受的作品。然而，在某些情况下，从观察者的角度来看，改变作品的方向甚至光线，就可能使作品显得更好或更差。

许多艺术具有偏侧化的特征，我们已经研究了这些侧偏好的几个重要例子。肖像画倾向于描绘摆姿势者的左脸颊。母亲抱着孩子的照片，比如玛利亚抱着耶稣，往往描绘的是孩子被抱在左边。绘画或照片中的光源通常来自左上方。当然，并非所有的艺术都会偏侧化。人们还发现，对称性在美学上是令人愉悦的。这是我们经常在迷人的面孔甚至美丽的建筑中寻找的东西之一。如图 36 所示，英国约克市的圣彼得大教堂和大都会教堂（俗称约克大教堂）的双边对称；或者，如图 37 所示，印度德里的巴哈伊教宗教场所（莲花寺）的径向对称。

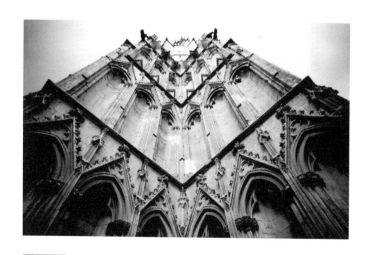

图 36 英国约克市的圣彼得大教堂和大都会教堂（俗称约克大教堂）是左右对称（没有侧偏好）的一个例子。

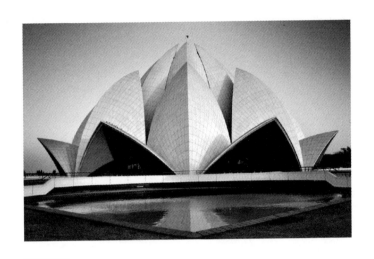

图37 印度德里的巴哈伊教宗教场所（莲花寺）是径向对称的
一个例子。

德国著名物理学家、数学家兼哲学家赫尔曼·威尔
（Hermann Weyl）在其《对称》（Symmetry）一书中明确
地将美与对称联系在一起："（在某种意义上）对称意味着
比例匀称、平衡良好，对称就是将几个部分整合成一个整
体。"原文中强调，美与对称紧密相连。引用麦克马纳斯的
原话："一些早期的思想家，如亚里士多德，认为美是由对
称产生的一种特性。但其他学者，如普罗提诺，认为对称和
美是相互独立的。"

艺术中的对称并不局限于一种形式。人们可以在一幅
画、一座大教堂，甚至一首奏鸣曲（A－B－A音乐形式）
中欣赏对称性。对称在艺术中被赋予了相当大的价值，尽管

我在本章后面关注的是不对称的艺术，但我不想给读者留下这样的笼统印象，即所有伟大的艺术都是不对称的，或艺术越不对称就越有吸引力。然而，在艺术界有许多系统的、可预测的不对称的例子，比如，我们已经探索过的摆造型、打灯光和抱姿侧偏好。这些侧偏好显然与我们大脑中潜在的不对称有关。

分辨一件艺术品的左右两半似乎是一项简单的任务，但在许多情况下，这绝非易事。想想伦勃朗的一幅蚀刻画，如图38所示的自画像。哪边是右边呢？蚀刻是一种制作印刷品的方法，将蚀刻版压在一张中间有颜料的纸上。事实上，一些艺术史学家声称，只有通过研究伦勃朗的蚀刻作品的反向镜像，才能正确地研究伦勃朗的蚀刻作品，因为印刷品是伦勃朗想要分享的视觉元素。然而，图38中的图像甚至比那更令人困惑。毕竟这是一幅自画像。伦勃朗创作这幅作品是基于反思吗？蚀刻是一个双重的反向镜像吗？这种辨别左右的挑战并不只存在于古老的艺术品中。同样的问题也适用于现代人用智能手机自拍。在许多情况下，相机或手机在图像中清晰可见，观察者可以确定自拍照是对着镜子拍的。在其他情况下，就很难辨别这是否是一张"镜像"自拍，需要通过查看图像背景中的文字或者独特的、不对称的面部特征来推断。

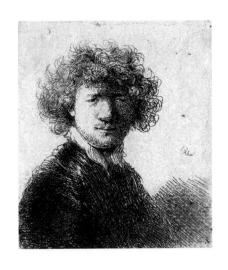

图38 伦勃朗的一幅
自画像。

　　默西迪丝·加弗蓉（Mercedes Gaffron）和海因里希·
沃尔夫林（Heinrich Wölfflin）等美学家认为，一件艺术品
的左右两半具有不同的含义，反向镜像会改变作品的含义。
在几何上，双重的反向镜像的图片包含了所有相同的元素。
然而，视觉上探索两个"等效"但反向镜像的感知体验可能完
全不同。请看图39中彼得·汉森斯·埃林加（Pieter Janssens
Elinga）的画作《读书的女人》（*Reading Woman*）。左边是
原始图像，右边是反向镜像。在原画中，这个女人看起来更
加突出，也许是因为你在浏览画面时会"更早"地注意到
她。在观看原作时，地板上女人的拖鞋可能并不显眼，但在
反向镜像中，拖鞋可能显得异常大，而且"碍事"。就连地板
的角度，在这两个版本中似乎也有很大的不同。一些艺术家，

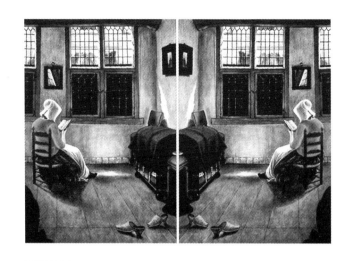

图39 彼得·汉森斯·埃林加的画作《读书的女人》。

如梵·高和阿尔布雷特·丢勒（Albrecht Dürer），非常小心地确保观众接触到正确方向的版画；而另一些艺术家，如拉斐尔和爱德华·蒙克（Edvard Munch），则没有这样做。

鉴于前面提到的对同一幅图像的反向镜像的不同解释相当主观，我们还有更客观的方法来证明类似的效果。例如，我们可以使用视觉错觉。如图40所示，美国心理学家詹姆斯·J.吉布森（James J.Gibson）于1950年在其作品《视觉表面的感知》（*The Perception of Visual Surfaces*）中首次介绍了"走廊错觉"。

图中两条灰色栅栏实际上是一样大的，但在走廊尽头的那条似乎更大。现在，不要把这些栅栏放在图像的中间，而

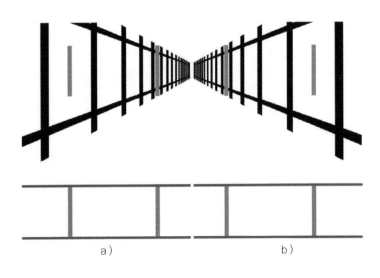

图40 1950 年詹姆斯·J.吉布森首次报道的"走廊错觉"。在 a）和 b）两个例子中，在"走廊"更远处所描绘的灰色栅栏看起来比靠近观察者的那个更大更长，但下面的描述证明它们的长度确实是相同的。当呈现给母语阅读方向不同的群体时，从左向右阅读的读者（来自法国）在图片右侧的走廊 b）中会产生更强的错觉，而从右向左阅读的读者（来自叙利亚）在图片左侧的走廊 a）中会产生更强的错觉。

是放在走廊的某一边，然后测量视觉错觉的强度。萨米·瑞玛（Samy Rima）及其同事进行了一项聪明的研究，他们使用了反向镜像的走廊，测试了从左到右阅读的法国观众和从右到左阅读的叙利亚观众。当走廊在图像的右侧时，从左向右阅读的读者的视觉错觉更强；但当走廊在图像的左侧时，从右向左阅读的读者的视觉错觉更强。该实验不仅从经验上证明了两个镜像之间的不同本质，还显示了母语阅读方向的影响。

母语阅读方向似乎也影响"各向异性"○，这是方向相关艺术的一种属性，不同的方向具有不同的性质。而在"各向同性"○中，不同的方向是功能等效的。绘画中视觉的各向异性的一个常见元素是海因里希·沃尔夫林描述的"浏览弧线"，在这条曲线中，人们从作品的左下角开始视觉探索，然后向上延伸，一直到右侧。对于西方艺术家和观察者来说，从左向右的移动"更容易、更快"，而从右到左的移动"更慢，据说还必须克服阻力"。

这些从左下向右上的向量○在许多西方艺术作品中很容易观察到（见图41）。我们倾向于认为从左下到右上的对角

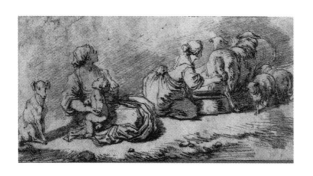

图41　感知各向异性对角线从左下向上再到右上的例子。

线是上升的，而从左上到右下的对角线是下降的。

尽管一些研究人员认为，从左下到右上的视觉探索向量是每个人都表现出的一种基本侧偏好，但我们很容易在从右向左阅读的语言文化中找到例外。例如，中国古代手卷从右向左打开阅读。这些卷轴中的图像通常包括偏向右边的主要视觉元素，图形中隐含的移动方向也是从右向左的。

我们也可以在现场剧场中观察到这些方向运动的规律。在西方，舞台的右边（观众的左边）更容易吸引观众的注意力，因此当一场戏拉开帷幕时，人们往往会看向左边。这种惯例在中国戏剧中正好相反，最重要的位置是舞台的左边（观众的右边）。这与中西方观众之间阅读方向相反的现象相一致。德国心理学家梅赛德斯·加夫隆（Mercedes Gaffron）声称，我们"阅读"视觉场景的方式与我们阅读书籍的方式大致相同，而且似乎有越来越多的证据支持这一说法。

例如，摄影历史学家兼学者卡门·佩雷斯·冈萨雷斯（Carmen Pérez González）收集并分析了来自两个不同国家的 19 世纪摄影肖像的两个大数据样本。其中 898 张照片来自西班牙（西班牙语，从左向右书写），而其他 735 张照片来自伊朗（波斯语，从右向左书写）。她从这两个区域采样了五种不同类型的图像，并分析了它们的方向偏好。一群人（通常是一家子）按身高排列成线性顺序；一对人，一个人站着，另一个人坐着；一个人，一只胳膊放在椅子上；一个人，坐定了，一只胳膊搭在桌子上；还有一张没有椅子、桌子或其他道具的单人肖像。对比这些类别，我们可以看到阅读方向对照片的取景有着深远的影响。对于线性顺序图像和成对人物的图像，图像的上升方向与文字阅读方向高度一致（见图 42）。

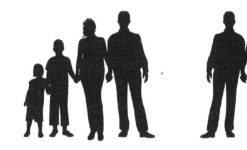

图 42 全家福照片的线性排序样本。在阅读方向从左向右的国家，如西班牙，全家福照片倾向于从左向右上升（左侧的一家子）。相反，在阅读方向从右向左的国家，如伊朗，全家福照片倾向于从右向左上升（右侧的一家子）。

带有椅子、桌子甚至是个人肖像的图片，也显示出阅读方向的明显影响。在一项后续研究中，同样的图像以原始方向或镜像方向分别呈现给西班牙语（从左向右阅读）作为母语和摩洛哥语（从右向左阅读）作为母语的观察者。西班牙人喜欢左偏版本的照片，而摩洛哥人喜欢右偏版本的照片。

因此，对于同一组照片，无论是原始图像构图还是后续选择，都明显受到母语阅读方向的调节。

冈萨雷斯的图像中的方向性是通过"质量顺序"创造出来的。图像本身没有实际的移动，也没有任何移动的暗示。请考虑一个人从左向右行走的"动作镜头"。即使是一个静态的图像，隐含的移动方向也是显而易见的，只要我们想象迈克尔·杰克逊表演的太空步就好，太空步里隐含的移动方向和实际的移动方向是相反的。汽车、火车、飞机、猫、狗，以及几乎所有前后清晰可辨的移动物体的图像，都可能暗示着它们朝着某个方向移动。从左向右阅读的阅读者似乎选择了暗示从左向右方向的图像；但是，从右向左阅读的阅读者的侧效应就不那么清楚了。一些研究发现了方向性效应的反转现象，而另一些研究则根本没有发现。

这种左右效应并不局限于人物照片。在我自己的实验室里，我们用移动物体和风景的图像证实了一些相同的侧偏好。我们向两组人——左-右阅读者和右-左阅读者——展示了描绘从左向右或从右向左运动的镜像配对。虽然我们的右-左阅读者对两种图像类型的方向都没有表现出任何明显的侧偏好，但是，左-右阅读者对我们呈现给他们的从左向右方向的图像表现出强烈的偏好。我们向同一组人展示了带有隐含移动的静态图像，以及定向移动的短视频剪辑。在视频条件下，方向偏好变得更加强烈。左-右阅读者对描绘从左向右运动的视频有着更明显的偏好，而不曾对静态图像表现出明显的方向偏好的右－左阅读者，现在对从左向右运动展示出了更强烈的偏好。我们还使用了相同物体或景观运动的图像和短视频剪辑，观察了非西方观众的反应。

对比印地语（从左向右书写）阅读者和乌尔都语（从右向左书写）阅读者，我们发现左－右阅读者与之前研究中的西方样本一样，具有强烈的从左向右的方向偏好，但右－左阅读者根本没有表现出太多的方向偏好。这项研究告诉我们，西方样本所表现出的方向审美偏好并非西方独有，在其他左－右阅读文化中也很明显。正如我们将在第十二章中看到的，这些方向偏好也会影响体操等运动中的审美判断。

带有数字序列的图像也揭示了西方观察者从左向右的方向偏好。玛丽莲·弗赖穆特（Marilyn Freimuth）和西摩·瓦普纳（Seymour Wapner）在 1979 年对绘画中的方向偏好进行了研究。他们用一系列人物（以原始方向和镜像方向）呈现作品，改变主要人物的位置（图像的左侧或右侧），并测量观察者的审美偏好。主要人物的位置并不是侧偏好的主要决定因素。相反，数字的顺序才是最重要的。人们选择描绘从左向右方向的画作，而不管图像是以原始方向呈现的还是以反向镜像呈现的。西方对从左向右排序的偏爱甚至延伸到艺术作品的标题上。如果第一个单词指的是图像左侧的内容，则首选该标题。

除了阅读方向，其他因素也可以决定艺术的侧偏好。考虑一个绘制面部轮廓的例子。肯塔基大学 31 岁的巴里·詹森（Barry Jensen）让来自美国（从左向右书写）、挪威（从左向右书写）、埃及（从右向左书写）和日本（通常是从右向左书写）的右撇子和左撇子绘制面部轮廓。不管母语阅读方向如何，右撇子艺术家画的通常都是面向左侧的面部轮廓，而左撇子艺术家根本没有表现出一致的侧偏好。最近的研究重复并扩展了这些发现，增加了人们必须画树、手甚至鱼的条件。在这些附加条件下，惯用手和母语阅读方向都影响了图像的方向。

当然，艺术家组织视觉场景的方式并不是严格由美学驱动的。并不是所有的艺术家都只是想尽可能地把画画得"漂亮"。相反，艺术家们通常试图用图像来传达一些东西，唤起一种情感。色彩、相对位置，甚至纹理的微妙之处，都可以塑造一幅画中想要传达的信息。事实证明，我们在图像中看到的侧偏好也取决于预期要传达的信息，以及图像中物体和参与者之间的隐含关系。

宾夕法尼亚大学的安让·查特吉（Anjan Chatterjee）和他的同事做了一个非常简单的实验。他们要求参与者们画出一个"施动者－接收者"关系图，比如"圆圈推动方块"。在这个例子中，"行动的施动者"是圆圈，而"行动的接收者"是方块。查特吉和他的团队发现，人们倾向于把圆圈（施动者）画在左边。研究人员认为，肖像中的左脸偏好可以用"施动者在左侧"来解释。如果画家想把施动者画在左边，施动者就会露出更多的右脸颊。因为女性通常被描述为被动者，所以会露出更多的左脸颊。

在西方文化中，男人和女人的合照中通常是女人在男人的右边。在一项对亚当和夏娃的网络图像的研究中（通过搜索"亚当和夏娃"或"夏娃和亚当"获得），62%的情况下，夏娃被画在亚当的右边。这种基于性别的侧偏好被心理学研究者卡特琳娜·西特纳（Caterina Suitner）和安妮·马斯（Anne Maass）称为空间主体侧偏好。在左－右阅读的文化中，或者在句子主语通常先于宾语的语言中，这种侧偏好非常明显。

在一项关于空间主体侧偏好与摆姿势侧偏好之间关系的巧妙研究中，玛拉·马佐雷加（Mara Mazzurega）及其同事们呈现了左向或右向的男性或女性面孔，并让参与者选择所描述的个人是从事高效能工作（股票经纪人、建筑师、律师、厨师、工程师、电影导演）还是从事低效能工作（空乘、秘书、邮递员、呼叫中心工作人员）。对女性来说，右侧轮廓侧写被认为是典型的性别特征，与高效能工作的相关性较低（见图43）。换句话说，左侧轮廓侧写被认为是男性的典型性别特征，与高效能工作的相关性较高。

性别和面部朝向的四种组合

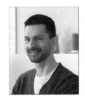

女性

男性

矛盾的性别歧视

基于性别与刻板印象型的空间关联：
这张脸是朝左还是朝右？

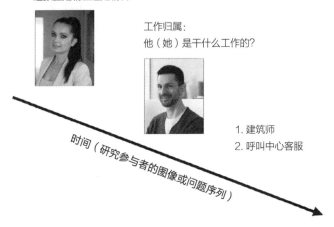

工作归属：
他（她）是干什么工作的？

1. 建筑师
2. 呼叫中心客服

时间（研究参与者的图像或问题序列）

图43 玛拉·马佐雷加（Mara Mazzurega）用于检测空间主体偏好与摆姿势偏好之间关系的方法示意图。在呈现男性或女性面孔朝右或朝左之后，参与者必须指出所呈现的面孔是否适合高效能工作（股票经纪人、律师等）或低效能工作（空乘、邮递员等）。右侧轮廓侧写与女性面孔和低效能工作相关，而左侧轮廓侧写与男性面孔和高效能工作相关。

我们伟大的艺术形式之一是建筑，它会以有趣的方式呈现不对称性。在本章前面，我讨论了对称（双边对称和径向对称），并提到了对称的巴哈伊教宗教场所（莲花寺）。然而，建筑也可以表现出"手性"，即物体的左右形式不同，原物不能与其镜像相重合。像木螺丝这样的"手性"物体在日常生活中很常见，而小到原子的粒子也可以表现出"手性"，摩天大楼甚至星系等非常大的物体也可以。

许多著名的建筑都是"非手性"的，这意味着它们表现出了镜像对称，没有明显的左右不对称形态（如埃及金字塔、泰姬陵、帝国大厦）。然而，许多伟大的建筑根本就不是对称的，如纽约市的古根海姆博物馆、冰岛雷克雅未克的哈尔帕音乐厅，或者得克萨斯州达拉斯的佩罗自然科学博物馆。

可以肯定的是，那些"非手性"建筑的不对称例子是相当极端的。建筑中另一个常见的"非手性"来源就是螺旋元素，如日本名古屋的东京蚕茧办公楼的右旋柱，又如瑞典马尔默市的扭转大厦的左旋柱，如图44所示。

建筑中螺旋的方向性已被广泛研究。例如，螺旋柱（通常内部有叠合的螺旋楼梯）在世界各地很常见。罗马图拉真柱（约公元113年）是当时前所未有的纪念碑，并催生了其他一些类似设计的右旋柱。圆柱内螺旋的右旋与当时绘图者使用的螺旋设计一致，也与书面拉丁语从左向右的方向一致。

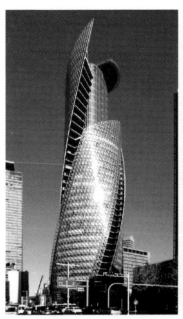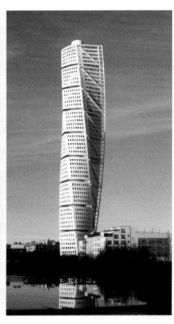

图44 建筑中"非手性"的例子。左边是日本名古屋的东京蚕茧办公楼,呈逆时针方向旋转;右边是瑞典马尔默市的扭转大厦,呈顺时针方向旋转。

　　然而,大多数希腊和罗马艺术都描绘人物从左向右的运动。当德国艺术史学家兼考古学家海因茨·鲁斯奇(Heinz Luschey)首次提出这一观点时,他否认了侧偏好与文字的方向性有关的可能性,因为同一时期的埃及艺术表现出同样的从左向右的方向性,而且许多显示这种侧偏好的希腊图像是在希腊文字的方向性确立之前创造出来的。绝大多数历史圆柱都是向上和向右弯曲的。也有一些例外,比如德国希尔德斯海姆大教堂的伯恩沃德柱上的向左螺旋。在某些情况下，为了保持双边对称，人们策略性地创建了左旋柱和右旋柱，比如维也纳市的圣查尔斯·博罗梅奥教堂（见图 45）。

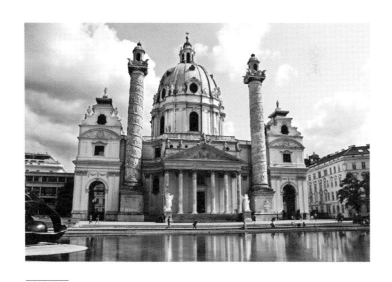

图45　维也纳市的双边对称的圣查尔斯·博罗梅奥教堂的历史柱镜像。

本章要点汇总

品位无可争辩——各有所好，无所计较。每个人的审美偏好千差万别，我们甚至很难用一种有意义的、跨文化的方式来定义"美学"或"美丽"这样的概念。当审美体验是主观的、多因素的时候，人们很难给出一个客观的定义和测量方法。然而，在我们所创造的艺术中存在明显的侧偏好，我们感知和给予反应的方式也有着真实而确凿的侧偏好。我们在创作一幅画、做一顿饭或设计一座摩天大楼时，应该考虑到主要观众的姿势、光线方向、重心、运动方向和母语阅读方向等因素。从左向右阅读的读者更喜欢从左向右的运动（甚至是隐含的运动）。这种侧偏好反映在西方艺术中视觉元素的排列方式、全家福照片中人物的典型排位方式，甚至是视觉错觉的感知方式中。我们可以在创建图像时利用这些侧偏好。如果我们生活在一个多数人习惯从左向右阅读的国家，并且拍摄跑车的照片是为了将它们挂牌出售，那么，可以考虑将车辆定位为从左向右移动，将光源定位在左侧。同理，当在一个图像中安排多个元素时，以从左向右的方向排列物体，对于从左向右阅读的读者来说，会更加美观和熟悉。

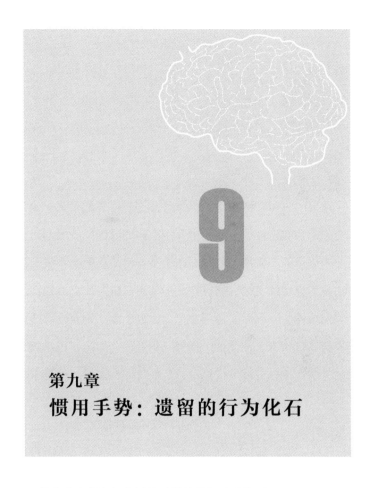

第九章
惯用手势：遗留的行为化石

为什么人们在打电话的时候总是配以手势呢？

——乔纳森·卡洛尔（Jonathan Carroll）

　　说话的时候尽量保持手不要动，这需要我们付出一定的努力。每当我在授课或演讲中介绍手势的时候，我反而对自己的手势感到不自在，甚至试图控制自己的双手。不过，这种情况不会持续太久。这有点儿像靠意识自主闭气。你可以有意识地控制一段时间的行为，但你迟早会回到自动呼吸或姿势的正常状态。在谈话中挥舞双手是很自然的，也是无意识的。我们可以自欺欺人地说，我们可能会应他人的要求而这么做，但是，看看任何"无实体"交流的例子（电话、对讲机、主持广播节目），这种借口立马被摧毁。甚至，当我们独自站在录音棚里进行演讲录制时，我们的手和胳膊也和我们面对面交谈时一样活跃。手势不仅在视觉缺失的情况下依然存在，还会在那些一生中从未见过手势的人身上出现。盲人在幼儿学习说话的时候会自发地做手势，尽管他们的手势比正常儿童少。此外，所有语言和文化背景的人都会做手势，所以，很明显，他们之间有一些基本的交流。手势不需要观察者，甚至不需要模特来教孩子如何做手势。语言和手势显然是有联系的，但是，如何联系？为什么联系？我们的手势能告诉我们关于大脑的什么信息呢？

19世纪60年代，法国医生兼人类学家保罗·布洛卡（Paul Broca）研究了一位左额叶大面积受伤的病人。病人的名字是路易·维克多·勒博涅（Louis Victor Leborgne），但他通常被唤作"塔恩"，因为这是他唯一会说的词。他用不同的声调来表达不同的东西。塔恩死后，对他的大脑检查显示，他的左额叶有一处巨大的脑损伤，这个区域现在被称为布洛卡区（见图46）。根据对塔恩的检查，布洛卡得出结论，大脑的左脑包含语言中心。我们推测左额叶对语言的主导地位与它对通常占主导地位的右手的协调作用之间存在功能性联系。

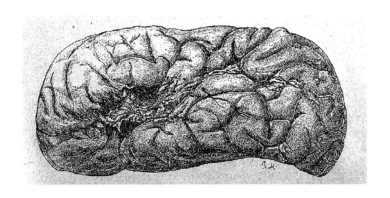

图46 路易·维克多·勒博涅（塔恩）的大脑图，显示了左额叶的一处大面积损伤，这个区域现在被称为布洛卡区。

在掌握口语之前，人类完全有可能通过手势进行交流。人类语言发展的几个突出理论都集中在从手势交流到声音交流的潜在转变上。然而，手势语言和口语之间的关系仍然没有得到很好的理解。

不管手势是在口语之前进化而来的，还是一种表达手段导致的另一种表达方式，很明显，我们在交谈时都会做手势。我们不仅在说话时做手势，在聆听的时候也会做手势。很明显，我们做手势的时间和方式反映了我们大脑功能的左右分工。

1973年，加拿大心理学家多琳·基穆拉（Doreen Kimura）让几对互不认识的人在实验室接受观察时"假装"交谈。她对说话者和倾听者的手部动作进行了编码，发现：①人们在说话时比在倾听时手部动作更多；②人们在说话时用右手比用左手做手势更多；③人们在倾听时用左手做手势更多。这三种侧效应在右撇子和左撇子身上都很明显，基穆拉得出结论，说话时的右手动作是由于左脑对语言产生的支配作用，而支撑说话的大脑神经回路也是右手动作增加的原因。

这一发现被约翰·托马斯·达尔比（John Thomas Dalby）及其同事复制和推广了。达尔比的研究没有在实验室里制造陌生人之间的对话，而是研究了"在野外"的真实对话，即相互认识的两个人之间的对话。正如基穆拉七年前所发现的那样，人们在说话时倾向于右手的自由运动，而在倾听时则不会。

我自己的研究小组在两个人之间的自然对话中寻找男女之间的侧偏好差异，从而延伸这些研究的结论。

我们观察了100次3分钟的对话：前50次，一名男性（50）与另一名男性（25）或女性（25）对话；后50次，一名女性（50）与另一名女性（25）或男性（25）交谈。我们根据这个人是在说话还是在倾听，以及该手势是"自由动作"还是"自我触摸"来编码这些手势（见图47）。

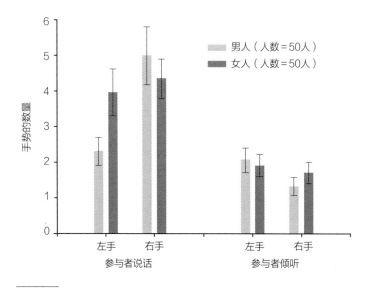

图47　人们说话时倾向于用右手做手势，而且这种侧偏好在男性中比在女性中更明显。

我们观察到男性在说话的时候做出更多的右手动作，但在倾听的时候用左手做手势。我们观察到的女性并不完全表现出相同的模式。在这两种情况下，女性的侧偏好都没有那么明显。我们在侧偏好研究的其他领域也发现了这一点，即男性比女性更倾向于表现出更大的侧效应。

我们也可以用手势来研究那些把手势作为主要交流手段的人，比如聋哑人。对于"非语言"手势（即与手语不对应的动作），右撇子聋哑人更多地使用右手，反之亦然。

为什么说话会导致右手"动作溢流"现象？当然，对右手的控制和对语言的控制都倾向于集中在大脑的左脑部分，这当然是事实，但原因可能比这更具体。如果我们看看图 48 中的"运动小小人"的图像，身体部位与其在皮层中对应的

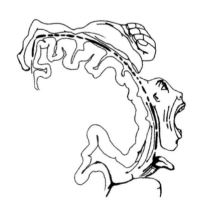

图 48　运动小小人（运动皮层）。在控制身体运动的大脑额叶部分，注意手和嘴的控制是紧挨着的。

区域可呈现出来。小小人的手、嘴和舌头都很大，而腿和躯干却很小。然而，这并不是唯一应该突出的扭曲。身体各部分的相对位置也不稳定。手在脸旁边，这很奇怪，但考虑一下"激活扩散"或"动作溢流"的情况，即一个区域的大量脑部活动往往会刺激邻近的一些区域。控制嘴巴的大脑组织异常兴奋，也可以触发手部的一些运动，反之亦然。也许语言和手势是齐头并进的，因为相邻的脑组织驱动着这两个区域。

到目前为止，我们对讲话时手势的讨论忽略了人们实际上在说些什么。在很多情况下，就像我针对该话题进行的研究一样，我们实际上并不知道他们在说些什么，因为我们听不到他们说的话！我们观察他们自然交谈时的手势，但因为距离太远，无法听到他们说的话。

然而，貌似谈话的内容才是关键。在大多数交流过程中，是左脑主导说话内容，并在别人说话时主导挥舞右手。然而，如果话题转移到右脑专管的事情上，会发生什么呢？如果人们在指示方向或传达其他空间信息呢？

苏塔罗·基塔（Sotaro Kita）和海达·劳斯伯格（Hedda Lausberg）提出并回答了这个有趣的问题，他们研究了一小群接受了非常特殊的脑部手术的患者，他们的胼胝体被切断了，而胼胝体是大脑左脑和右脑之间的"桥梁"。除了极少数出生时就没有胼胝体的人，大多数的人都有大量的白质束

（约 2.5 亿束）连接左脑和右脑。当然，左脑和右脑通常会合作，共同形成感知和行动。在一些罕见而严重的癫痫病例中，医生采取了相当极端的措施将大脑的两半分开，以防止癫痫从大脑一侧（通常在左颞叶）的一个部位扩散到整个大脑。这种切除胼胝体的方法称为胼胝体切开术。按照这个程序，侧偏好现象往往是相当微妙的。左脑和右脑继续执行各自的特殊任务，但彼此之间的协作减少了。

在基塔和劳斯伯格对手势的研究中，三名接受了完全性胼胝体切开术的患者与九名神经正常的对照组参与者进行了比较。三名患者中有两名患者的左脑对语言有优势，但第三名患者的两个大脑半球都有一些语言处理能力。所有三名接受了胼胝体切开术的患者都能用左手和右手表达空间意象，但两名有左脑语言优势的患者在用左手表达空间信息时遇到了困难。这表明，右脑可以产生关于空间内容的语音手势，就像左脑一样，这与多琳·基穆拉和其他人早些时候的说法形成了鲜明的对比——他们声称，在我们说话时，负责语音的大脑区域会产生相应的手势。有时可能是这样，但是，当描述利用右脑的专业知识时，右脑似乎也能产生自己的手势。

进一步证明"信息才是关键"的证据来自一项研究，即从 122 名健康成年人中选出 10 名神经正常的右撇子成人。该研究向参与者们展示了动画视频，提示他们必须对动画进行口头或无声的手势演示。参与者们根据动画的内容使用不同的手来做手势。在语言测试中，他们一开始更喜欢用右手做手势。在描述场景时，用来对物体做手势的手往往与物体的位置（左边或右边）相对应。这导致了手势的"象似性"，其中手势本身与所说内容的意义密切相关。当提到动画场景左侧的物体时，参与者们会使用左手。说话组和沉默组在手势的侧偏好方面没有差异。

左脑是典型的语言专家，因为它知道更多的单词，理解词序（语法）对意思的影响，并产生口语单词。然而，有些与语言相关的任务是右脑主导的。它显然更擅长解读语调（从言语中的情感到讽刺意味），从叙述中提取主题，甚至可以领会隐喻。

右脑在加工隐喻方面的优越性也通过手势表现出来。该研究让 32 名说英语的参与者用左手或右手做手势来表示一个比喻，比如"说漏嘴"。当他们用左手做手势时，对隐喻的解释更胜一筹。此外，当人们用左手或右手做手势时，左手的手势中隐喻的数量（使用隐喻的频率）会增加。

我想用一个有趣的想法来结束关于手势偏好的讨论。如果我们说话时的手势是进化的遗迹，是人类发展出口语后留下的行为化石呢？当然，我们倾向于认为化石是石化的骨头，而不是行为。然而，现代人类的行为化石比比皆是，这些行为倾向在我们生活在地球上的大部分时间里（尤其是人

类在非洲大草原上进化的 10 万年间）都是具有适应性的，
但这些行为在今天不一定仍是具有适应性的，甚至不一定有
用。最糟糕的情况是，有一些行为已经不再适应当今时代
了。想想人类渴望甜食的普遍行为吧。在非洲大草原上，我
们喜欢甜食的祖先会吃更多的水果，并享受其中的维生素和
其他营养价值。那时候大草原上还没有糖果店，选择甜食是
一种健康的选择。几千年后的今天，糖果无处不在（尤其是
在西方），但几乎没有营养。爱吃甜食可能帮助我们的祖先
在非洲生存下来，但今天却在损害我们的健康。

　　1746 年，法国哲学家埃蒂耶纳·博诺·德·孔狄亚克
（Étienne Bonnot de Condillac）提出了手势是行为化石的观
点，美国人戈登·休斯（Gordon Hewes）在 1973 年也提及
了这一观点，后来的新西兰人迈克尔·科巴利斯（Michael
Corballis）进一步推进了这一观点。还记得本章前面描述的
"塔恩"的著名病例吗？由于部分额叶（布洛卡区）受损，
塔恩失去了说话的能力。人类大脑中的布洛卡区与猴子大脑
中的 F5 区域相对应，这个区域的任务是控制手势（而不是
发声）。

　　此外，我们在猴子大脑的 F5 区域记录了单个脑细胞，
这些细胞似乎是灵长类动物大脑"镜像系统"的一部分。这
些特殊的细胞会对动物向物体伸手的动作做出反应，甚至当
猴子看到群体中的另一个成员朝着物体的方向伸手并抓住时

也会做出反应。这些细胞被称为"镜像细胞"或"镜像神经元"，不管这个动作是由单个细胞自己执行的，还是一个细胞在观察另一个细胞的行为，它们都会以同样的方式发射信号。这个镜像系统可能是我们许多社会学习能力的基础，而语言本身通常被认为是该镜像系统的一部分。幸运的是，即使手势是行为化石，它们似乎并没有对我们造成任何伤害。最糟糕的情况是，在车上通过蓝牙对着一个看不见我们的听众打电话时，我们可能会浪费一点点精力做出一些疯狂的手势。

本章要点汇总

说话时的手势是自然的、无意识的，它揭示了我们不平衡的左右脑之间的功能性差异。由于左脑对语言的支配和对右手的控制，我们倾向于在说话的时候用右手打手势，并且经常用左手"倾听"。在说话过程中，这种手势可能来自"激活扩散"，因为大脑中控制手的部分与控制嘴巴的部分相邻。这也表明语言最初是通过手势发展起来的，后来演变成口头语言或听觉语言。我们今天用来伴随口语的手势，可能是史前人类沟通的行为化石。

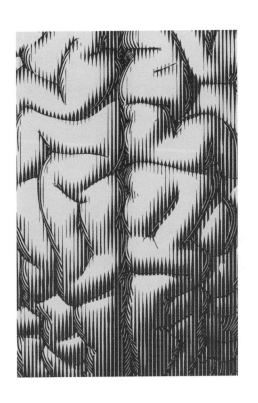

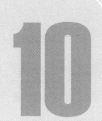

第十章
转向偏好：右转身、右旋转、右绕圈

当右边没东西时，我该向左拐吗？或者说，当左边没东西时，我该向右拐吗？

——匿名

　　法国数学家古斯塔夫·科里奥利（Gustave Coriolis）受到研究水车等旋转系统的启发，于1835年首次描述了控制旋转系统的自然力。尽管他的工作主要集中在全球范围内大量水或空气的运动上，但我们大多数人在观察到一个很小的水体的漩涡后，就会提到以他的名字命名的效果。"科里奥利效应"在我们冲厕所后的水流方向上很明显。人们通常认为，关于地球自转对其他自转系统的影响，科里奥利既有最先发言权，也有最终拍板权，但大部分基础工作早在两个世纪前就已经奠定了。

　　在建立地球自转如何影响地球上的物体（包括我们自己的身体）运动的模型之前，我们首先必须确定我们的星球是圆的。我很痛苦地承认，一些所谓的现代人已经忘记了这一科学事实，他们显然从未目睹月食，也不曾见过轮船出海时消失的场景，没有经历过改变时区，也没有见证过地球弧度的其他第一手证据。尽管"地平论"有误导性的说法，但我们知道，我们的星球绕着自身的轴从西向东旋转，因此太阳、恒星和其他天体在天空中似乎都是从东向西移动的。从北极看，世界是逆时针旋转的；从南极看，世界是顺时针旋转的。如果你和我一样喜欢乔恩·斯图尔特（Jon Stewart）的《每日秀》（*The Daily Show*），你会注意到片头有很多次世界旋转错误的镜头。当节目更换主持人时，这种入门级的介绍性图片得到了修正。

开篇讨论地球自转，以便引入关于人类旋转行为的章节，似乎有些奇怪，但科里奥利效应似乎影响了人类的运动，至少在实验模型中是这样的。我们对人类转向偏好的简要调查将考虑群体的及个体的转向行为。我们将研究从古代到现代世界的行为转变，以及人类从未出生的孩子到老年人的整个生命周期。

人类把头转向右边的偏好是我们早期的不平衡行为之一。在胎儿妊娠 38 周之后，早在文化或社会学习能够影响子宫外呼吸空气的孩子之前，就可以清楚地看到这一点。这种转向偏好贯穿我们的一生。如果我们让一个普通的成年人走过空荡荡的走廊，转身再回来，他/她很可能会向右旋转。当我们开车、进商店、做运动甚至跳舞时，我们都能看到这种偏好向右的证据。大多数古代舞蹈都有旋转运动，倾向于顺时针（向右）转动。我们的右转偏好甚至在流行文化中也有体现，比如，德里克·祖兰德（Derek Zoolander）在以自己姓名命名的电影中的著名（但虚构）的时尚秀场上无法向左转。为什么我们更喜欢向右转呢?

让我们从区分转身、旋转和绕圈开始。当我在本章提到旋转时,我描述的是围绕身体的中心轴的部分或全部旋转运动。转身是不同的,它是偏离直线后沿着另一条路径移动和出发。绕圈源于一系列的旋转,这些旋转围绕着一个外部(身体外)的参考点形成一个完整的圆圈。这三种运动形式有一些共同点。让我们从绕圈开始介绍吧!

和大多数其他古代文化一样,早期的希腊和埃及舞蹈中有不少绕圈动作,在大多数考古学家笔下,这些庆祝活动是顺时针(向右)方向的。围绕五朔节花柱的欧洲舞蹈和布列塔尼舞蹈也展示了同样的向右旋转。

我们对非人类动物的绕圈现象也进行了广泛的研究,特别是在神经疾病和药物成瘾的动物模型方面。例如,如果我们给动物服用增加多巴胺水平的药物,动物会倾向于向左绕圈。

1928 年,谢弗(A.A.Schaeffer)曾经报道过人类的转身侧偏好,他曾经蒙住人们的眼睛,并发现这些人行走时会出现"螺旋运动"。在这个大胆的实验中,人们必须试着蒙着眼睛走路、跑步、游泳、划船,甚至驾驶汽车沿直线行驶。谢弗指出,个体在完成任务时的转身方向通常是一致的,但是在转身行为中没有记录任何群体水平的系统性侧偏好。

五年后，美国心理学家爱德华·罗宾逊（Edward Robinson）发表了一份报告，详细介绍了美国博物馆老主顾的转身侧效应。他注意到，在不同城市的不同博物馆中，75%的游客在进入建筑时转身向右走，尽管大多数机构的入口展示都在左边，而老主顾经常面对指向相反方向的指示牌。在这些情况下，老主顾"继续走，先向右转，然后，向左绕圈。"罗宾逊的这份报告给读者提供了关于他的方法论的细节，分享了关于这种奇怪且矛盾的现象的一些解释。一个可能的解释是，博物馆的规划者喜欢用蓝图来规划展览，因为蓝图往往会从页面的左边移到右边。当平面图被转化为现实世界的空间时，它们可能会产生与顾客自然流动方向相反的展品布局。

然而，早在我们开始参观博物馆之前，转向偏好就已经存在了。在一项对72名10周胎儿的研究中，彼得·赫珀（Peter G.Hepper）及其同事发现了早期肢体运动的右转偏好的证据。在怀孕38周的时候，早在婴儿出生之前，右转偏好就已经形成了。所以说，右转偏好是幼年时期形成的不平衡行为之一，至少在子宫里能观察到的那些人当中是这样的。转向偏好似乎也受子宫内时间长短的影响。在早产儿（少于30周的妊娠）中，正常的右转偏好并不普遍。对于足月的婴儿，甚至有一些证据表明，我们可以根据早期的转头侧偏好来预测后期的惯用手偏好。

在出生后不久，婴儿倾向于仰卧，头向右转。这种姿势在婴儿休息时优先，在婴儿受到刺激时也是首选。这种侧效应甚至在婴儿出生两天后就会轻易被察觉，头向右转的婴儿在70%~80%的时间都保持这种姿势。因此，这些面朝右的婴儿，他们的右手比左手拥有更多的视觉体验和眼与手之间的感觉运动反馈，这对用手习惯，尤其是惯用右手的发展具有明显的意义。

斯蒂芬·布拉查（H.Stefan Bracha）及其同事利用"人体转速计"进行了一系列关于人类转向偏好的实验。"人体转速计"是他们开发的一种自动装置，用于测量人们在日常生活中的转动行为。"人体转速计"是一种可充电的装置，佩戴在一个腰带式的计算器盒里，他们用指南针将其校准到磁北方向。这样的研究出现在每个人都随身携带自己的手机之前，因此要比你想象的复杂得多，也昂贵得多！与谢弗最初的报告相似，布拉查发现，男性和女性个体倾向于一贯地向左转或向右转。他还报告说，男性比女性更多地向右旋转。

其他研究人员也发现了转向偏好的性别差异，但这些结果在方向上并不一致。尽管一些研究发现男性和女性都喜欢向右旋转，但是另一些研究发现右撇子男性（惯用右手和右脚）倾向于向右旋转，而右撇子女性则倾向于向左旋转。为什么研究结果不同？也许女性的转向偏好受到月经周期阶段的影响。

为了研究这种可能性，拉里萨·米德（Larissa Mead）和伊丽莎白·汉普森（Elizabeth Hampson）比较了女性在生理周期的黄体中期和月经期的转向偏好。他们收集了48名没有服用口服避孕药（因为这些药片会改变性激素的浓度）的加拿大西安大略大学女学生的唾液样本，并使用放射免疫分析测定雌二醇和黄体酮的水平，以确定每个参与者的月经期。总的来说，女性倾向于向右转，但是处于黄体中期的女性表现出最弱的转向偏好。因此，无论我们的转向偏好背后的机制是什么，貌似都受到了卵巢激素的调节。

谢弗在1928年研究了转向偏好。他蒙住了参与者们的眼睛，测试了他们走路、跑步、开车、划船和游泳时的侧偏好。一项美国的研究以啮齿动物的迷宫学习常规测试为模型，检验了在虚拟游泳任务中的转向偏好。在理查德·莫里斯（Richard Morris）的水迷宫图鉴中（见图49），小型啮齿类动物，如老鼠或沙鼠，被放置在一个浑浊的、通常是乳白色的水池中。它们的任务是找到液体表面下的水下平台。因为平台是隐藏的，它们第一次发现纯粹是在试错。它们倾向于不规则地游来游去，试图找到一条离开"迷宫"的路，直到它们撞上平台，可以在上面休息，从而解决了这个难题。随后的试验对啮齿动物来说通常更容易。当它们被放置在水中时，它们倾向于利用房间周围的线索来定位自己，并直接游向它们先前发现平台的位置。

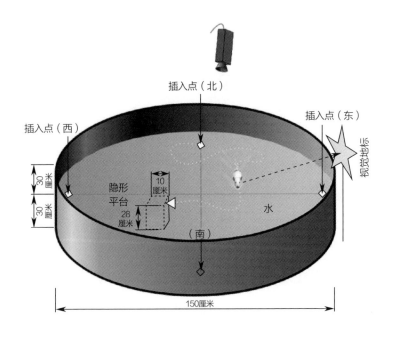

图49 理查德·莫里斯水迷宫任务的一个例子。在水池的右边，一只老鼠在寻找隐藏的平台，最终在左边找到了平台。在随后的试验中，这只老鼠利用房间周围的线索直接引导自己来到自己先前发现平台的位置。

　　这个任务有几个专为人类测试的变体。然而，更常见的测试人类寻路能力的方法是在虚拟现实计算机模拟中使用水迷宫。没人会淹死，甚至没人会沾湿。再看看图49。看到初次试炼时那些貌似疯狂的转弯了吗？这是一个研究转向偏好的好机会！2014年，在密歇根州的底特律，袁鹏（Peng Yuan）和他的同事们就是这么做的。他们让140个右撇子成年人（18岁到77岁）在虚拟的迷宫中"游泳"，然后将这些结果与对他们大脑的扫描结果进行比较，以寻找大脑特定部分的相对大小与在虚拟迷宫中的表现之间的关系。男性更多地表现出左转偏好，而女性通常表现出右转偏好。与运动相关的大脑区域（如壳核和小脑）在右侧较大的人倾向于向右转，而大脑偏向左侧的人通常也会向左转。

我们的转向偏好也受到诸如移动速度、用手习惯和转弯训练或练习等因素的影响。当学生在 T 形跑道上走得相对较慢时，他们在返回时左转或右转的可能性相同。然而，在同一条跑道上奔跑时，高速运动的人通常会左转。比利时的一项研究也得出了类似的结果。当 107 名青少年在相距 9.5 米的两条直线之间来回行走和奔跑时，他们普遍表现出左转偏好，并且在跑步时（71% 向左）比在走路时（59%）的左偏现象更明显。

用手习惯也很重要。在自发行走过程中，41 名成年人用旋转计进行监测。大多数右撇子表现出明显的左偏，而左撇子则没有表现出任何侧偏迹象。在澳大利亚的一项研究中，约翰·布拉德肖（John Bradshaw）和朱迪·布拉德肖（Judy Bradshaw）让参与者在执行旋转和转身任务时戴上眼罩和耳套，研究发现右撇子倾向于右转，而左撇子倾向于左转。同样地，当旋转时，右撇子通常向右旋转得更多，而左撇子的侧偏好则相反。然而，当被要求走直线时，四组人通常都偏向右边。

古典舞蹈训练似乎也能调节我们的转向偏好。在一项对受过训练的舞者和新手舞者的研究中，未经训练的女孩在转身时倾向于左偏（58%）。绝大多数受过训练的舞者都喜欢向右转（只有一个人向左转），这表明，舞蹈训练和顺时针舞蹈的流行可能会调节这种侧效应。

虽然我们大多数人在功能上是不对称的，但我们在身体上往往是相当对称的。截肢者则不然，明显的功能和身体不对称对他们是常态。在一项关于截肢者转向偏好的研究中，M.J.D.泰勒和他的同事让100名身体健全者和30名跨胫骨截肢者向距离起点12米的一个标记走去，然后转身，再走回来。身体健全的参与者倾向于左转（与最常见的惯用手和惯用脚相反），而截肢者作为一个群体没有表现出任何侧偏好。这表明，生物力学的偏侧性可以影响我们的转向偏好。

我们除了倾向于右转之外，在感知身体右转方面也比在辨别身体左转方面更加准确。2013年，莎拉·B.沃尔沃克（Sarah B. Wallwork）及其同事向1361名参与者展示了40张模特头部左转或右转的照片，并要求他们确定旋转的方向（貌似很难，样本图像见图50）。向右旋转的识别更快、更准确，表明右转运动的想象更易得。

0°正面　　　　　　90°旋转　　　　　180°倒立　　　　　270°旋转

图50　莎拉·B.沃尔沃克及其同事使用的头部旋转任务的样本排列图。

　　然而，右转偏好可能并不适用于每个人。回想一下前面几章中提到的侧偏好会受母语阅读方向的影响。我们这些把英语作为第一语言的人习惯了从左向右的视觉浏览，但是，那些从右向左阅读（阿拉伯语、乌尔都语、希伯来语）的人也要考虑到。在土耳其（奥斯曼土耳其语也是从右向左阅读），爱弥儿·古内斯（Emel Güneş）和艾尔翰·纳尔卡西（Erhan Nalçaci）评估了31名7~13岁儿童的转向偏好。他们使用了我之前描述过的旋转计监测。其他文化中右偏好现象完全消失了。大多数孩子更喜欢向左转，而且这种侧偏好在男孩中比在女孩中更明显。

　　不仅仅是土耳其的孩子喜欢左转。H.D.戴伊（H.D. Day）和卡伦·戴伊（Kaaren Day）观察了一个托儿所环境，研究了67名3~5岁的得克萨斯儿童轮流玩耍的情况。他们使用了一些用胶带标出来的轨道，孩子们可以在这些轨道上行走、跑步或者骑三轮车。不管孩子们选择何种方法绕圈，他们都倾向于选择逆时针方向（左转）的路径，这与我们在成年人中通常看到的右转偏好相反（但并非总是如此，一些对成年人的研究发现了左转偏好，尤其是那些左撇子或其他左脑异常者）。许多有组织的运动都涉及逆时针运动，包括奥运会项目，如跑步、速滑和自行车。甚至棒球也包含了逆时针运动的可能。我们将在第十二章中更详细地讨论这些侧偏好。

那么，这些转向偏好从何而来呢？人类和其他哺乳动物的这种情况通常归因于大脑结构（例如负责主动运动的纹状体）中神经递质多巴胺（DA）水平的不对称。我们知道，在许多物种中，左纹状体的 DA 水平较高，因为左脑控制着身体的右侧，这就导致了右转倾向。对人类大脑的尸检也发现 DA 水平不对称的现象，左苍白球（纹状体内负责启动诸如行走等运动的结构之一）的 DA 水平较高。

这个简单的、以运动为中心的解释听起来简洁，在直观上很吸引人，但实际我们的右转偏好可能比这更复杂。我们已经发现，这种影响似乎取决于许多因素，包括年龄、性别（可能还有性激素）、用手习惯，甚至可能是母语阅读方向。然而，如果这种右转效应出现在我们排除了运动系统的不对称性之后，会怎样呢？

在此之前，让我们先看看奥利弗·特恩布尔（Oliver Turnbull）和彼得·麦克乔治（Peter McGeorge）在 1988 年进行的一项调查的结果。他们要求 383 名参与者回忆他们最近是否撞到了什么东西，如果有的话，他们身体的哪一侧参与了碰撞？接受调查的人显示出一个小趋势，即回忆起了右侧碰撞。此外，这些人还完成了一项名为"线等分试验"（line bisection）的临床测试，在这项测试中，研究人员向他们展示了一些水平线，并要求他们指出这些水平线的中点。神经系统正常的人在这项任务中往往相当准确，他们会选择非常靠近中间的点，但当他们错过中间时，他们通常会选择中间的左侧（高估了直线向右部分的长度）。这种高估通常被称为"伪忽视"（Pseudoneglect），因为它类似于临床的忽视症，当一个人遭受脑损伤后，无法意识到空间的一侧（通常是左侧）。伪忽视比临床忽视要微妙得多。伪忽视的特征不是对左侧空间的不注意，而是将过多的注意力分配到左侧空间。

伪忽视程度越高的人，越有可能报告右侧碰撞，这在一开始似乎是矛盾的。然而，如果我们倾向于更多地关注左侧的物体，这可能会导致我们部分地忽视右侧的物体，通过对这一侧空间的伪忽视，导致右侧碰撞的增加。正如我们将在第十二章"运动偏好"中看到的那样，这种伪忽视效应在各种场景中都是显而易见的。

但我保证会将运动系统排除在外，同时仍然关注这些转向偏好。上面提到的研究可能不需要真正的碰撞，但人们仍然想象着运动场景。那么，我们怎样才能让人们在不运动的情况下移动呢？嗯，我们用同样的方式帮助那些不能运动的人，比如用轮椅移动。在一系列巧妙的研究中，澳大利亚人迈克尔·尼科尔斯（Michael Nicholls）及其同事研究了需要不同类型运动的侧面碰撞。在第一项研究中，他让近300名大学生走过一个狭窄的门口，并记录下他们与门框碰撞的侧面。最常见的结果是学生成功地躲过了撞门的尴尬。这种情况发生的概率为38%。其他学生就没这么幸运了。有些人撞到了门口的两侧，这种情况发生的概率为13.5%。不过，这项研究的重点是单侧碰撞。右侧碰撞的频率（29.6%）比左侧碰撞（18.7%）高得多。

第一项研究的任务是让人们走进这扇门。在后续研究中，研究人员执行了同样的任务，但参与者必须驾驶电动轮椅（使用把手）穿过狭窄的缝隙，而不是步行穿过。当然，控制椅子仍然需要一些动作，但现在，这项任务主要是视觉感知任务，而不是运动任务。发生了什么事？人们仍然错过了右侧感知。在最后一项研究中，该研究小组要求人们用激光笔指出他们认为门缝中间的位置。参与者仍然错误地判断了右侧入口的中心位置，但他们不再通过该入口。总的来说，这些结果表明，右侧碰撞效应可能是由于我们感知障碍物（如门口）的方式偏好，而不是由于我们避开障碍物的运动偏好。

本章要点汇总

在大多数情况下，我们更喜欢向右转。这种侧偏好出现在生命的早期，甚至可能在出生前。它影响着我们在进入一个新空间（博物馆、电影院、教室）时的行为，影响着我们如何与他人互动（拥抱等社交接触），以及如何通过舞蹈协调动作。这种转向偏好受惯用手、年龄、性别甚至母语阅读方向的影响。如其他章节所述，转向偏好可能导致或促成其他侧偏好，如接吻、拥抱、座位选择和运动中的侧偏好。虽然这些转向偏好明显涉及运动，但这种侧效应显然有感性的一面。那么，我们可以用这些信息做什么呢？当爱德华·罗宾逊（Edward Robinson）在 1933 年首次报告博物馆顾客的转向偏好时，建议我们优化公共空间的物理布局，"教育效率的客观标准可以取代艺术家、诗人和广告人的直觉。"90 年以后，我们仍然有同样的机会。我们应该充分利用这些科学研究的成果，为公园、博物馆、学校和购物中心的设计提供参考。我们甚至可以在这些空间中策略性地放置物品，以便利用这些侧偏好的影响。我们知道，人们在进入一个空间时自然会向右转，我们可以根据这种侧偏好来规划交通流量，如果我们想让别人先注意到一些东西，比如标志或产品，就把它们放在右边。

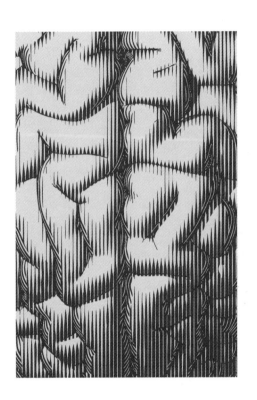

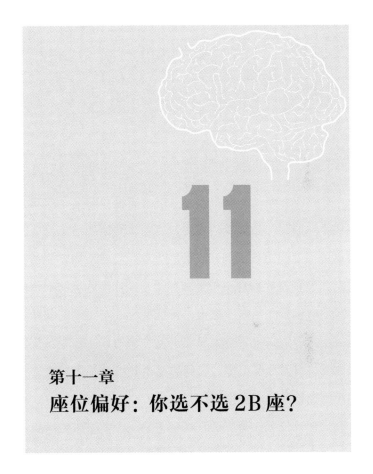

第十一章
座位偏好：你选不选2B座？

如果你在火箭上得到一个座位，不要问是什么座位。坐上去就是啦。

——雪莉·桑德伯格（Facebook平台前首席运营官）

选择一个可以坐下的地方，想必应该很容易，但事实往往并非如此。如果我们要去看百老汇戏剧或季后赛，我们可能想要视觉效果好一点的地方。但也许我们不想被人注意，特别是我们在下午的棒球比赛期间谎称生病而请假逃班的时候！在第四节课上，可能会有一个可爱的女孩或男孩坐在旁边，但不会太显眼。也许瑜伽课上那个讨厌的人也要去看同一部电影，我们想要避开他（她）。也许我们想坐在伸腿空间更大的地方，或者靠近出口或窗户，或者靠近加热器或空调。我们可能需要一个地方来给手机或电脑充电，这就会导致我们在房间里到处寻找插座。如果我们在飞机上，我们可能需要紧急出口那一排提供的额外伸腿空间，但如果事情出了岔子，我们可能不会承担拉动那个大把手的责任！这些只是当我们独自寻找座位时需要权衡的一些因素。如果与他人合作选择座位，那就又增加了一些复杂化的因素。

在本章中，我将考虑各种情况下座位行为中的侧偏好。仅仅从左右两侧来看座位的选择，似乎是对多因素过程的过分大意和简化，但事实就是如此。然而，我们会发现，在如何就座和坐在哪里的问题上，人们之间存在某些一致的侧偏好。这些发现得益于各种各样的研究方法，但研究一般分为两种类型。其一，在真实的世界中看真实的人坐到真实的座位上（自然观察）；其二，让人在虚拟的世界中想象有人坐在虚拟的座位上，或在飞机、剧院或体育场的座位图上选择一个虚拟的座位。

我们还将了解到座位偏好取决于场地类型。这一领域的大部分早期研究都集中在小学教室，将座位位置与学习成绩联系起来。如果长期以来我们一直怀疑成绩优秀的学生喜欢坐在前排，那么，我们会很高兴地发现这些感觉得到了确凿的证据支持。后来的研究更多地集中在电影院和大型商用飞机上的决策，前者通常发生在"野外"，后者通常发生在面对图纸或网上的座位表时。然而，为了更具商业可行性，电影院已经转向了分配座位（和高价座位）的商业模式，通常推行网约座位。更复杂的是，飞机座位和电影院座位之间的区别曾经很模糊。我记得小时候第一次乘坐商业航班时，一想到要在飞机上看电影就非常兴奋（比那次经历更过时的是，当时飞机上还有吸烟区）。如今，大多数商用飞机上都有视频屏幕，但随着小屏幕和个性化机上娱乐的普及，大屏幕电影在很大程度上已经消失了。这就是进步。

当然，我们只有在有选择的情况下才能选择座位。当航班上座率达到99%时，坐在一排中间、靠近厕所或飞机最后面的座位，可能是回家过感恩节的唯一方法。在婚礼、葬礼、政治活动或周日教堂礼拜中，谁应该坐在哪里也有文化规范和成文（甚至不成文）的规定。

如果我们问如何在电影院或飞机上选择好座位，我们往往会得到相当复杂的建议。在看电影时，我们建议坐在中间位置，靠后的位置要足够远，以避免颈部扭伤和晕动症，但又要近到能看到屏幕上的所有细节。考虑中间座位（前/后和左/右）具备优化的混音效果，建议坐在中间和靠后2/3的位置（见图51）。

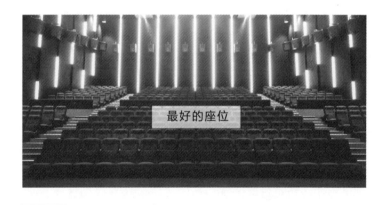

图51 电影院里最好的座位，优化了听觉和视觉体验。

关于飞机座位的建议则更加复杂。大多数人都喜欢坐在靠前的位置外侧，大概是想先离开，这只是原因之一，其他因素则取决于个人的具体偏好。我们想要有伸腿空间（靠过道的座位）还是良好视野（靠窗的座位）？我们想离厕所近一点还是远一点？如果机舱里有屏幕，我们是想看得更清楚，还是不想被机舱里的画面打扰？一些人会选择通风最好、与其他乘客和航空公司工作人员接触最少的座位，因此他们更喜欢靠近飞机前部的靠窗座位。

许多乘客喜欢坐在飞机上实物屏障（墙壁、屏幕、窗帘）正后方的舱壁座位，因为他们的正前方没有乘客，也就没人能靠在他们的大腿上品尝那些据说是极好的机上美食。少数几个达成共识的区域之一是任何过道的中间座位。几乎所有人都认为这是最糟糕的位置，即使它让我们有资格拥有两个扶手（并不是所有人都知道或遵守这个"规则"）。我们还应该警惕舱壁前面的座位，因为这些座位就算能让你的头向后仰，通常也不能斜靠得太远。

教室

大多数早期关于座位偏好的研究集中于教室环境，致力于调查座位偏好（左/右，前/后）与学习成绩之间的联系。例如，在 1933 年，保罗·法恩斯沃思（Paul Farnsworth）给学生们看了一张座位表，要求他们在三个不同学科的四位不同教师的指导下，确定自己喜欢坐在什么位置。他根据座位位置比较学生的学习成绩，发现成绩最好的学生倾向于坐在教室的前面，稍微靠中间的右边。法恩斯沃思没有关注学生的感知和偏好，而是把注意力集中在教师身上。他的理由是，他们会把更多的注意力放在教室前面的学生身上。此外，右撇子教师在黑板前的位置（智能黑板和液晶投射仪在1933年还比较少见）往往会偏向教室的右侧。所以，坐在右侧会让学生离教师更近。自最初的研究以来，几个研究小组已经验证了"优秀的学生喜欢坐在前排"的直觉。

后来的研究更多地关注学生本身，以及教学材料。在20世纪70年代早期，一些研究人员认为，他们可以通过观察一个人思考时凝视的方向来推断大脑某侧半球的活动。向左看应该是右脑活动的指示，反之亦然。按照这个逻辑，拉奎尔·古尔（Raquel Gur）及其同事检查了74名学生的眼球运动偏好，并将这些侧偏好与学生更喜欢坐的位置进行了比较。他们通过询问学生的语言或空间问题来测量眼球运动的方向性，记录学生回答问题时朝着哪个方向看。他们认为坐姿偏好是"眼球运动方向对某侧大脑半球更容易触发活动的症状"。换句话说，眼球向右移动的人应该更喜欢坐在左边，而眼球向左移动的人应该更喜欢坐在右边。果不其然，"眼球左移者"（70%或更多）更喜欢坐在教室的右侧。相反，"眼球右移者"则选择坐在教室的左侧。因此，学生们倾向于选择有利于他们习惯性信息处理模式的位置。

1976年的后续研究提出了一个更引人注目的问题，当时同一批研究人员调查了精神病理学和教室座位偏好之间的关系。这层关系似乎非常不寻常，但即使在 20 世纪 70 年代之前，许多研究已经将精神障碍，尤其是情绪障碍与右脑功能障碍或损伤联系起来。研究人员在心理学入门课上向几百名本科生发放了一份关于精神疾病的调查问卷，涉及 65 种不同的精神疾病，并将坐在左边的人与坐在右边的人的分数进行了比较。坐在教室右边的男性比坐在左边的男性在精神病理学上得分更高，但研究人员在女性中发现了相反的效果。坐在房间中左侧的女性的精神病理学得分高于坐在右侧的女性。因此，在男性中，右脑与更严重的精神病理有关。

我们还可以研究坐姿偏好与性格或学习风格之间的关系，方法是先确定偏爱左侧座位或右侧座位的人，然后考虑两组人之间的差异。这正是 1987 年多伦多大学的拉里·莫顿（Larry Morton）和约翰·克什纳（John Kershner）所做的实验，他们预测，孩子们会发展出一种座位策略（以及相应的系统性座位偏好），这种策略能最大化他们学习所得的效果，并最小化他们学习所需的努力。莫顿和克什纳并没有要求学生在特定条件下表明自己的座位偏好，而是找出那些表现出座位偏好的学生，然后调查这两组学生之间的差异。他们预测，孩子们会制定座位策略（以及他们坐在哪里的系统性侧偏好）来最大化他们学习所得的效果。由于右脑通常专门处理情感和空间内容，而左脑通常专门处理语言加工过程，莫顿和克什纳预计，具有更多基于语言学习风格的儿童在学习时想要暴露左脑（空间的右侧），而具有更多视觉空间学习风格的儿童想要优先暴露右脑（空间的左侧）。研究人员还预测，坐在右边的孩子拼写能力更好，但发音更不准确，而坐在左边的孩子发音更准确，但拼写错误更多。

教师们一边进行拼写测试，一边注意教室的一侧和每个孩子的性别。他们分析了发音准确的拼写错误（意味着相对更多地依赖语音而不是视觉过程）和发音不准确的拼写错误（意味着相对更多地依赖视觉而不是语音过程）。

事实证明，坐在右边的孩子拼写更好，这种预测是正确的。那些坐向右边的孩子也依赖非语音过程而不是语音过程来产生拼写。相比之下，坐向左边的孩子在拼写上得分较低，但只有坐在左边的女孩在非语音过程的使用上表现出了下滑趋势。莫顿和克什纳的结论是，坐在右边的孩子在学习时可能更依赖右脑的加工过程，这增强了对整个单词的视觉记忆。

我自己的研究小组也研究了教室环境中的座位偏好，但我们没有关注小学生和拼写能力，而是研究了大学阶段的学生。因为这些课程倾向于以讲课为基础，要求学生分析思考，我们希望这些内容能够选择性地利用大脑左脑的语言资源。请记住，呈现给观察者右侧的内容主要由左脑处理。因此，我们假设我们的大学生更喜欢教室左边的座位，这样更多的内容将从观察者的右边呈现出来，优先暴露左脑。

　　为了评估大学生的座位偏好，我们确定了左右对称的教室，其出入口或设施的位置不太可能自行决定座位模式。在为期九周的时间里，我们在每节课开始时都参观了这些教室。如果开始上课时教室的容量是50%或更多（允许相当多的座位选择），我们从后面拍一张班级的照片来评估座位模式。我们从41个场合的29个不同教室中选取了样本，当我们对数据进行编码和分析时，我们发现大学生偏向左侧的座位（见图52）。

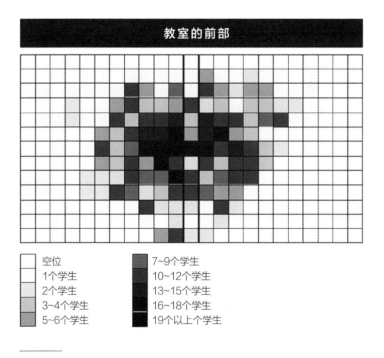

图52 大学生偏爱教室左侧的座位。

这对我们来说是一个独特而鼓舞人心的结果。与早期对小学生的研究不同，我们对大学生的研究发现了相反的效应，只是实验环境也截然不同。回想一下早期关于教室座位的研究，学生们倾向于坐在右边，而右边的学生通常在拼写测试中得分更高。不幸的是，我们无法将学生的座位选择与他们在课堂上的学业表现进行比较，因此我们不能说，我们观察到的左偏好是否也与课堂表现的提高有关。我在大学教了 20 多年的书，我可以告诉你们，学生的拼写能力一点儿也没有好转。

电影院

现在，让我们离开教室，去电影院瞧瞧吧。电影院和演讲厅在外观上可能很相似，但在教室前面看到的内容可能完全不同，但愿如此吧。2000 年，保加利亚人类学家乔治·克莱夫（George Karev）发表了一项关于电影院座位偏好的研究，但他除了询问人们喜欢坐在哪里之外，还想研究用手习惯的影响。说句题外话，几乎每次我向人们描述现实世界中的侧偏好时，他们都会问，左撇子的情况是不是相反。答案通常是否定的。

克莱夫进行了一项研究，使用了五张电影院大厅的座位图，并让数百名学生（264 名右撇子，246 名双撇子，360 名左撇子）在地图上标出他们喜欢坐的位置。不管用手习惯如何，这三个群体在选择剧院座位时都倾向于右侧，这表明了感知上的侧偏好。这种侧偏好在右撇子中最强烈（88.26% 选择右侧），在双撇子中较弱（66.67% 选择右侧），在左撇子中更弱（57.50% 选择右侧）。克莱夫的结论是，右侧座位偏好的出现，是因为右侧座位有利于注意力左偏，从而促进情感上占主导地位的右脑的激活和暴露。他还使用"期望偏好"这一术语来描述座位选择问题，因为个人可以根据对即将呈现内容的准备情况来决定选择哪个座位。

在 2006 年的一项后续研究中，彼得·韦耶斯（Peter Weyers）和他的同事们使用了与克莱夫类似的程序，同样发现了左侧座位偏好现象。然而，当剧场以非规范视角呈现时，这种侧效应消失了。如果座位图上屏幕或舞台的位置从页面顶部移到一侧或底部，右侧座位的侧效应就会消失。韦尔斯和他的同事们认为，"真正的"侧偏好是偏向图纸的右侧，而不是电影院的右侧。如果电影屏幕不再出现在图纸的上方，参与者就会选择图纸的右侧，而不是左侧。研究人员还反驳了"期望假说"，声称"右侧座位偏好"只是人们普遍偏向空间右侧的另一种表现形式。

你曾经去看过一部你并不期待的电影吗？我当然能想到一些我觉得有必要去看的故事，我想到了《辛德勒的名单》（Schindler's List），即使这部电影拍得特别好，观看的过程也未必是一次愉快的体验。我还可以列出几部我看过的儿童电影，但把它们摆在这里，肯定会给我自己的孩子惹麻烦。在日本，大久保（Matia Okubo）跟进了韦耶斯的研究，但他想知道，如果人们带着积极的动机去看电影，座位偏好是否会有所不同。当他测试那些真正想看电影的人（积极动机）时，他发现他们对电影院座位图有着同样的右侧座位偏好。然而，当看电影的积极动机消失时，右侧座位偏好也消失了！这似乎表明，人们在观看电影时，必须调动他们在情绪加工方面占主导地位的右脑，然后才会出现右侧座位偏好。

我自己的研究小组也研究了电影院的座位偏好，但我们的研究在一个重要方面与之前的工作不同。早期的剧院座位研究使用图纸座位表来确定座位选择，并假设人们在图纸上做出的选择与他们走进拥挤的剧院时所做的选择是一样的。在我们的研究中，我们实际上观察了真实的人在真实的电影院看真实的电影，并记录了他们坐的真实座位。我们使用的方法与本章前面描述的课堂研究中的方法类似。对于上座率低于50%的电影（电影开始时还有很多座位可以选择），我们在开始时拍了一张座位位置的照片。就像早期使用座位表的研究一样，我们的实际观影者更喜欢坐在影院的右侧（见图53）。

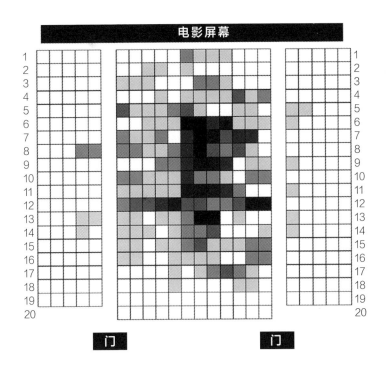

图53 影院中的右侧座位偏好。

回想一下，大脑的右脑主要负责情绪处理，尤其是要对消极情绪内容进行分类。似乎看电影的人在看电影时喜欢优先暴露他们的右脑，坐在影院的右侧，屏幕的大部分在他们的左侧（右脑优先看到）。当人们去看电影时，他们期待情感内容，而这种期望影响了他们对座位的选择。

飞机

在商场里找个地方坐下来快速吃顿午餐，并不是什么大事。即使我们选择一个通风的地方，或者在去洗手间的路上，不适感也会是短暂的。然而，在越洋飞行中选择错误的位置，可能会加重不适感。这个决定会让我们后悔好几个小时，也会让我们铭记多年。不幸的是，关于飞机座位的研究有些混乱，很难根据为数不多的研究给出具体的建议。这尤其令人惊讶，因为飞机在设计上是不对称的。我所见过的每一架商业客机的主入口或出口都在飞机的左侧。另一个使飞机座位偏好研究复杂化的因素是视频屏幕等便利设施的位置。飞机曾经是飞行的电影院，但大型共享屏幕的流行已经是过去的事了。

实际上，有几家商业航空公司已经发布了他们自己关于座位偏好的研究，甚至这些研究也导致了相互矛盾的信息。易捷航空在 2012 年推出新的在线预订系统时，曾发布新闻稿表示，乘客更喜欢使用新系统选择左侧的座位。然而，两年后，易捷航空发布了一份标题巧妙的报告，即《选不选2B 座？》[⊖]，指出乘客更喜欢右边的座位。在一项调查中，英国航空公司的乘客也报告了宽体飞机上的右侧座位偏好

⊖ 2B 座是指第 2 排三人座的中间位置。——译者注

现象。

2013 年，迈克尔·尼科尔斯（Michael Nicholls）及其同事在澳大利亚进行了一项关于飞机座位偏好的大规模研究。他们分析了100架飞机上8000多个座位的真实座位模式，发现了飞机上的左侧座位偏好。他们得出结论，这种左侧座位偏好很可能是身体右转的结果，因为当你从左侧进入并向飞机后部前进时，身体右转将导致左侧座位偏好。

在真实世界中研究真实的人在真实条件下的行为，这样好处众多，比如有效性。但我们也不能忽视其主要缺点，比如对一些可能影响利益行为的因素失去了控制。过去研究中的侧偏好可能与机舱内屏幕的位置有关。还有一些语言提示可能会让旅客偏爱选择左边的座位。在窄体飞机中，座位是用字母表示的，左边的三个座位标有 A、B 和 C，右边的座位标有 D、E 和 F。乘客可能只是更喜欢首先读到的字母，这导致了左侧座位偏好。目前还不完全清楚航空公司是如何"开放"或分配座位给乘客的，以及哪些算法在真实世界的真实座位选择中发挥作用。在这方面，使用虚拟座位图进行虚拟飞机和虚拟旅行的研究，这样很有优势。所有这些变量都可以被控制和操纵。

为了做到这一点，英国最近的一项后续研究为虚构的航班部署了自己的座位图，并以不同的方向呈现。在某些情况下，屏幕的右侧代表飞机的右侧。在其他情况下，屏幕的右侧代表平面图的左侧（见图54）。不管座位图的方位如何，这些虚拟航班上的潜在乘客都喜欢靠前、靠窗或过道（而不是中间）和飞机右侧的座位。换句话说，他们发现这与澳大利亚研究小组报告的结果完全相反。为什么？是不是因为澳大利亚在南半球。人头朝下，左边也是右边？开个玩笑……算是吧。

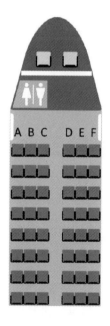 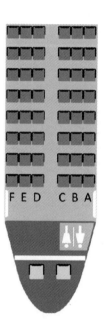

图54 虚拟机舱的座位图，机舱的前部就是图纸的顶部，A 到 F 表示从左到右的座位选择。让乘客指出他们喜欢坐在哪里。不管图纸的定位如何，乘客都更喜欢坐在飞机前部的右侧座位。

本章要点汇总

我们调查了教室、电影院和飞机上的座位偏好，发现了一些相互矛盾的信息，但也有一些主流规律。在小学教室里，热衷于读书的学生倾向于坐在靠前、稍微靠右的位置。在大学课堂上，这种从左到右的趋势似乎逆转了方向，大多数学生选择左边的座位。在电影院，顾客往往选择电影院右侧的座位，尤其是他们真的想享受电影的精彩内容的时候。至少这种影响可能是由于座位图上的右侧偏好，而不是真实世界的座位行为造成的。最后，飞机座位选择的研究给我们带来了喜忧参半的结果。一些研究发现，无论座位图的朝向如何，人们都会偏爱右侧的座位，而另一些研究发现，在真实世界中，澳大利亚旅行者偏爱左侧的座位。当然，在不同的环境下，选择座位的行为有很大的不同。当我们走进教室时，座位选择通常是在快速浏览教室之后实时实地做出的决定。而在飞机上选择座位，通常是非常不同的体验。这种选择通常是通过屏幕上的座位图做出的决定，有时是在实际就座前几个月做出的，而且这种选择可能会受到座位图的方向和标签的影响，而不仅仅是座位的实际位置。哪个座位最好？这取决于当时的情况以及座位的实际选择。你选不选2B 座？这确实是个问题。

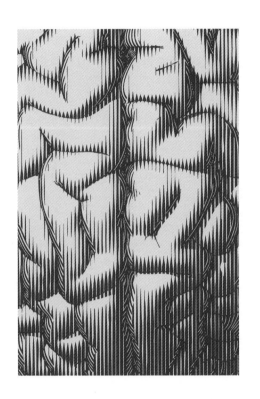

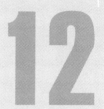

第十二章
运动偏好：左动作"对决"右动作

我会选择梅西的左脚，内马尔的右脚，克里斯蒂亚诺的心态和布冯的典雅。

——基利安·姆巴佩《论完美球员》

很难想象有比体育竞技场更适合研究人类行为侧偏好的场景了。在这本书的前面，我描述了研究人员观察、编码和分析人们在机场如何拥抱和亲吻，或者母亲如何在出生后不久拥抱新生儿的抱姿。记录和评估这些类型的行为实际上是相当不寻常的。因此，这些科学论文中描述行为方式的段落可能会让人读起来非常奇怪。有时，这些报道甚至显得有些好刺探他人隐私。但体育运动并非如此。你还能在哪里找到一个人的用手习惯的详细记录，以及其他重要的统计数据（性别、身高、体重、年龄等）和对各种任务熟练程度的客观测量？以棒球统计数据为例。只要能上网，任何人都能进入始于19世纪的详细数据库，列出运动员的惯用手、击球率（混在一大堆其他表现指标中），甚至运动员的寿命。体育统计是一笔大生意，但对于我等研究侧偏好的人来说，它们也是有用数据的宝库。

研究运动中的侧偏好现象还有另一个重要原因。它可能会帮助我们解决侧偏好研究中最大的谜团。我们知道人类人口中有10%是左撇子，而且这个现象已经相对稳定了几个世纪。但我们不知道原因。当然，我们知道用手习惯在家族中遗传，而且在不同文化中也有很大差异。我们甚至有一些重要的线索，可以解释年轻时的惯用手是如何以及何时形成的，但这并不能解释几个世纪以来右撇子的主导地位，也不能解释这几个世纪里少量左撇子的持续存在。

在第一章中，我详细介绍了与左撇子相关的所有负面因素，包括较高的出生创伤率、自身免疫疾病等，以及一些较为积极的因素（在有智力天赋的人和专业艺术家中，左撇子的比例过高，等等）。然而，这些关联或机制都没有告诉我们，在大多数（90%）右撇子中穿梭的左撇子，是如何塑造自己的优势的。

其中一个主要理论非常简单。比如，在战斗中，左撇子过去占了上风，现在仍然占据优势。如今，在大多数发达国家，白刃战是一种相对罕见的事件。尽管晚间新闻或推特可能给我们留下暴力社会的印象，但现代社会的暴力趋向越来越少。史蒂文·平克（Steven Pinker）的著作《人性中的善良天使》（*The Better Angels of Our Nature*）出色地阐述了近几十年、近几百年（如果不是近几千年的话）世界变得更加安全、暴力事件日趋减少的种种方式。然而，我们作为人类的集体历史是一段令人不安的暴力历史，我们很容易在这个星球上仅存的少数狩猎－采集部落中听到这段历史的回响，比如亚马孙雨林中的亚诺玛米人。即使是粗略地阅读这些狩猎－采集者的人类学记录，也会发现一个黑暗的教训。暴力在这些社会中屡见不鲜，擅长施暴的人（大多是男性）会得到丰厚的回报，既能获得物质财富，也能成功地将基因遗传给下一代。来自这些部落的男人，如果杀了很多其他男人，往往会有更多的孩子。因此，精通暴力不仅能让这些男人活下来，还有助于确保他们的基因在下一代中得到很好的表现。

根据"格斗假说"，左撇子在对抗身体攻击时受益，这抵消了可能伴随左撇子的任何不利影响，比如更高的自身免疫性疾病发病率。战斗中的优势主要是由于大多数右撇子在面对左撇子对手时熟悉程度不足。右撇子不太能察觉左撇子的攻击性动作，也不太能预测左撇子的动作，甚至不太能制定出成功的策略来对抗左撇子对手。在与左撇子的比赛中，右撇子甚至可能需要利用"心理旋转"来有意地扭转一系列的进攻或防守动作。

这个耐人寻味的理论做出了许多显而易见且容易验证的预测。左撇子在男性中应该比在女性中更普遍，因为在身体攻击行为方面，男性的"选择压力"过去和现在都更强。我们也应该在拳击、摔跤和综合格斗（MMA）等搏击运动中看到更多的左撇子。此外，我们发现擅长这些格斗运动的左撇子应该是更好的拳击手，尤其是在与右撇子对手比赛时更会发挥得淋漓尽致。那么，让我们来看看其中的一些预测，看看结果如何。

左撇子在格斗运动中的比例是否过高？看起来的确如此。考虑一下击剑运动。在1981年的世界击剑锦标赛上，花剑比赛中35%的运动员是左撇子，而平均人口中左撇子的比例约为10%。此外，左手击剑运动员更有可能晋级到后几轮比赛。这种效应不是1981年特有的。在1979年到1993年间，44.5%的击剑锦标赛冠军是左撇子。在1980年夏季奥运会上，左撇子击剑运动员包揽了比赛的前八名。在我所能描述的众多迷人而有成就的左撇子击剑手中，有一位最为突出。爱德华多·曼吉亚罗蒂（Edoardo Mangiarotti）出生于1919年，天生是一个右撇子，但他的父亲朱塞佩·曼吉亚罗蒂（Giuseppe Mangiarotti，本人是意大利17次全国击剑冠军）让儿子改用左手（见图55）。在切换惯用手之后，

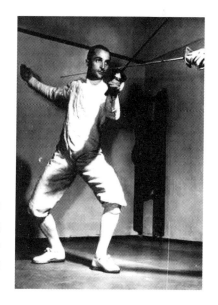

图55 爱德华多·曼吉亚罗蒂是一个天生的右撇子，但他的父亲让他成为一个左撇子击剑手。他成为世界上最成功的击剑运动员。

爱德华多在随后的世界和奥运会锦标赛中共赢得了 39 枚金牌、银牌和铜牌，这一记录至今仍保持在击剑运动中。左撇子击剑手显然有一个"刀锋般的优势"。

但这种优势并不局限于击剑。在一项针对 9800 多名职业拳击手和综合格斗选手的大型调查中，左撇子的比例过高，他们往往在拳击场上获得更大的成功。男性（17.3%）和女性（12.6%）的左撇子比例都较高。衡量拳击成功与否有几种有趣的方法。最高水平上的拳击成功可能是由奖金或拉斯维加斯大道上展示拳手面孔的广告牌数量决定的。然而，较低水平上的拳击成功可以通过获胜次数、击倒次数、得分高于对手的回合数，甚至是一种叫作 BoxRec（拳手档案网）的拳王排名指标来衡量。

男性拳击手有更高的胜率和 BoxRec 分数。女性拳击手也表现出更高的 BoxRec 得分（一种更全面的格斗能力衡量标准），但与右撇子选手相比，她们的胜率并不高。

在综合格斗中，左撇子选手的比例也过高（在男性和女性选手的综合样本中，左撇子选手的比例为 18.7%）。尽管左撇子 MMA 选手不比右撇子选手体重更重或身高更高，但他们的胜率更高，这与格斗假说一致。

左撇子在获胜的摔跤手中也占了很大比例。在一项对参加世界锦标赛的摔跤运动员的用手习惯的调查中，左撇子并不比右撇子更常见（440 名运动员中有 44 人，反映了一般人群中 10% 的情况）。然而，左撇子选手比右撇子选手输掉的回合更少，而且在比赛中往往进步得更快。在奖牌获得者中，左撇子和双撇子运动员获得了 34% 的金牌、35% 的银牌和 27% 的铜牌，这比仅凭运气就能获得 10% 的整体预期要高得多。

在空手道和跆拳道等一些传统武术项目中，左撇子的比例也过高。在这些情况下，左撇子的优势似乎也帮助他们赢得了更多的比赛胜利和奖牌，至少在女选手中是这样。左撇子的优势似乎仍然存在，即使是在与实际战斗联系不紧密的体育项目中也是如此。在射箭比赛中，从左撇子的弓上射出的箭往往能得到更高的分数。不过，请记住箭术话题，因为我们将在本章后面回过头来从一个不同的角度来讨论它。

如果我可以在这里结束这一章，我可以给读者留下一个非常简单的故事，这个故事有强有力的证据支持：几个世纪以来，左撇子一直存在，因为它在战斗中提供了一种优势，相当于或超过了伴随左撇子而来的潜在劣势。但事情并没有那么简单。除了格斗假说，另一个假说是名字更尴尬的"负频率依赖性选择假说"。

尽管这个理论的名字比格斗假说长得多，也复杂得多，但实际上它更简单。简而言之，它表明左撇子更成功，是因为他们的数量（频率）更少。右撇子格斗者在对付左撇子对手时经验较少。这两种假设都很好地解释了格斗运动的数据，但故事并没有就此结束，至少对于这个新的假设来说，还没有画上休止符。

越来越多的人一致认为，左撇子在格斗运动中比例过高，而且成功的概率异常高，但左撇子在其他运动中也很活跃。各种各样的非格斗运动似乎也有利于左撇子。在板球运动中，一些最成功的球队有接近 50% 的左撇子击球手；而在 2003 年世界杯上，左撇子击球手的总比例为 24%。其他"快球"运动似乎也更喜欢左撇子，包括棒球、足球、篮球、排球、澳式足球、水球和网球。在水球比赛中，左撇子在队员中最为常见，在 2011 年、2013 年和 2015 年的世界锦标赛中，左撇子分别占男选手的 24% 和女选手的 34%。此外，左撇子球员射门次数更多，进球也更多。在澳式足球中，左脚点球比右脚点球更成功。不可否认，我虽然把水球和澳式足球等运动称为"非格斗"运动，但任何观看或参与这些运动的有经验之人都知道，尽管格斗可能不是这些运动的主要目标，但仍然是其中一个因素。所以，我们把注意力转向网球，由于历史原因，它被称为"绅士运动"。

一项对 1968 年至 2011 年间参加大满贯赛事的职业男性网球运动员的调查显示，在首轮比赛中，左撇子仅占所有选手的 10.9%（这与一般人群的情况大致相同），但决赛选手中有 17.1% 是左撇子，其中包括 21.2% 的冠军。1973 年至2011 年网球运动员的年终排名也表现出类似的模式。左撇子运动员在所有运动员中的比例并不高（9.6%），但是在前 100 名运动员中（13.4%），尤其是在前 10 名运动员中

（13.8%），左撇子运动员的比例更高。同样的侧效应在女性职业运动员中也存在，但不那么明显。

网球运动中的左撇子优势并不局限于职业运动员。在一项针对3793名业余选手的调查中，左撇子的比例甚至低于一般人群（男性运动员为6.8%，女性运动员为4.4%），但随着个人表现的提高，左撇子的比例急剧上升。左撇子运动员更有可能在高水平的比赛中获胜。

我们在讨论其他运动之前，可以先介绍许多有魅力的、成功的、有趣的左撇子网球运动员，其中，西班牙选手拉斐尔·纳达尔（Rafael Nadal，见图56）值得特别提及。与我

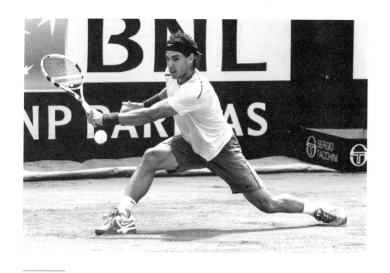

图56　据报道，职业网球运动员拉斐尔·纳达尔小时候习惯用右手，但他的叔叔鼓励他学习用左手打网球。

在本章前面讲述的击剑运动员爱德华多·曼吉亚罗蒂的故事类似，纳达尔是一位非常成功的网球运动员，他在比赛中使用左手，但据称他是一个"天生的右撇子"。在孩提时代，纳达尔用右手完成了大部分技术性的任务，包括写作和投掷。他最初训练时是双手击球，在叔叔托尼·纳达尔（Toni Nadal）的"鼓励"下，他开始练习左手挥拍。目前，纳达尔已经获得了 91 个网球冠军，其中包括 21 个大满贯冠军，而且还没有结束的迹象，托尼叔叔的努力似乎有了回报。

为什么左撇子网球运动员更成功？因为左撇子的优势可能是普遍的，正如在格斗假说或负频率依赖性选择假设中所阐述的，但它也可能是网球比赛中更具体的东西。在分析了 54 场职业网球比赛后，德国一个研究小组发现，在与左撇子对手比赛时，右撇子很难把球打到对手的反手区（通常这一侧的击球较弱）。同一个研究小组还让 108 名网球运动员观看预先录制的网球对抗赛，询问他们会把球打向对方球场的哪个位置，测量他们的战术策略（不管他们击中目标球的能力如何）。正如研究人员在职业球员身上发现的那样，这些球员很少打算把球打向左撇子对手的反手位。因此，左撇子网球运动员的成功至少部分可以归因于右撇子对手对他们采用了效率较低的战术。当然，同样的优势也可能出现在其他运动项目中。

在足球运动中，教练明确地训练年轻球员熟练地用任何一只单脚踢球。事实上，一个球员强烈的单脚偏好通常被认为是由于教练不称职或练习不足造成的。在欧洲职业足球中，双脚都熟练踢球的球员实际上赚得更多（根据联赛的不同，薪水会高出 13.2%~18.6%）。然而，在足球比赛中，特定的任务和比赛要求球员精通左脚踢球。正如我们在第一章中了解到的，偏爱使用左脚的人大约占总人口的 20%。一项对 1998 年世界杯期间国际足联 236 名球员 19295 次踢球记录的分析发现，79.2% 的精英球员更喜欢用右脚踢球，这一比例在普通人群中也是如此。但是，在足球界，对左脚球员的需求接近 40%。可以预见的是，球员的用脚偏好会影响他们在精英级别比赛中的机会。在荷兰一项关于国家足球队选拔的研究中，对 280 名年轻球员（在五年研究期开始时为 16 岁）进行了 U16 至 U19 国青队的跟踪调查，以衡量他们进入国家青年队的成功程度。左脚偏好显然为球员进入俱乐部提供了优势，因为国家青年队中有 31% 的人是左脚球员。

另一项需要“双侧能力”的运动是篮球运动，但操纵篮球的是双手而不是双脚。双手都能控球的球员可以比单手控球球员更熟练地防守或得分，使他们更能适应不同的情况，并且更难被攻克。令人惊讶的是，一项针对美国篮球协会（NBA）运动员的大规模研究（1946 年至 2009 年间，共有 3647 名运动员参加了至少 5 场比赛）发现，左撇子的比例相对较小（5.1%），只有普通人群比例的一半。但这一小群左撇子球员表现不错，在场均得分、投篮命中率、助攻和篮板球方面都超过了右撇子对手。

不过，将这些运动按快球的常用分法归为一类，那就过于简单化了。这些运动还有其他的共同点，那就是互动，运动员不仅与球互动，还与其他运动员互动。格斗运动和这些互动球赛之间确实存在一些共同点。这些快球运动的另一个常见因素是时间压力。打高尔夫球时，球员有的是时间准备击球。在棒球、板球、足球或网球等运动中，由对手设定时间框架。

弗洛里安·洛夫芬（Florian Loffing）在德国进行了一项研究，分析了体育比赛中的时间压力与排名前100的运动员中左撇子的比例之间的关系。时间压力是由两个竞争对手的行动之间的平均时间间隔来定义的。对于球拍类运动，这个间隔是拍子与球接触之间的时间。乒乓球的间隔很短，因此时间压力很大，而羽毛球或壁球的特点是间隔较长。在板球和棒球等运动中，人们通过测量投球和球棒接触之间的时间来估算时间压力。棒球比板球有更大的时间压力，而且这两种运动的时间压力都比网球和羽毛球等球拍类运动要大得多。在节奏很快的运动项目中，排名前100的运动员的左撇子比例最高的是棒球（投手占30.39%）、板球（投球手占21.78%）、乒乓球（25.82%）。节奏较慢的互动球类运动，如壁球，左撇子运动员的比例最低（8.70%）。

在快球运动中，左撇子的优势也可能与右撇子选手无法准确地"解读"或预测左撇子的动作有关。一项排球研究通过展示导致扣球动作的视频剪辑（但是在实际扣球之前停止了动作）并要求观察者预测扣球的轨迹来提出这个问题（见图57）。三名右撇子和三名左撇子排球运动员的录像片段被呈现给18名对排球很熟的观众和18名新手观众。对左撇子扣球结果的预测不如对右撇子扣球结果的预测准确；与有经验的观察者相比，新手的错误更为明显。

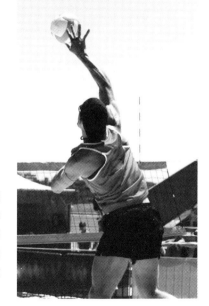

图57 专家观察者和新手观察者观看左手或右手击球者在排球扣球前动作的视频剪辑。观察者们必须根据前面的动作来预测扣球的方向，他们对右撇子击球者的预测更准确。

到目前为止，我们对运动侧偏好的讨论主要集中于运动员自身的侧偏好，尤其是他们对某一侧肢体的偏好。然而，这个故事也有有趣的感性一面。运动员不断尝试预测一个球可能落在哪里，防守者可能会去哪里，或者一个拿着球或击剑的"攻击者"会采取什么样的进攻策略。这些对大小、距离、速度和轨迹的判断和预测是否也因为我们功能不平衡的大脑而失之偏颇呢？当然，答案是肯定的！

让我们从澳式足球中的射门开始。我们在第七章中了解到，人们倾向于高估左边物体的大小、数量和接近度，而低估右边物体的大小、数量和接近度。澳式足球是一种特别适合研究射门侧偏好的运动，因为与曲棍球或足球等运动不同，澳式足球没有守门员，也没有在守门员较弱的一侧得分的战略优势。进球通常是在"奔跑中"尝试的，但也可以在任意球中实现（见图58）。一个澳大利亚研究小组研究了澳式足球联盟（AFL）2005年至2009年赛季16支球队的射门尝试。由于人们倾向于低估右边物体的距离和接近度，研究人员预测，向右踢球（甚至在门柱之间传球）和偏向球门右侧（称为"球门后柱"）的次数会更多。他们确实发现了这两种影响。球员们倾向于在球门右侧得分，而更有可能在右侧失球。同一个研究小组让212人在实验室里尝试踢出得分球。正如他们在比赛中发现的那样，业余足球运动员踢球时往往会偏向球门的右侧。

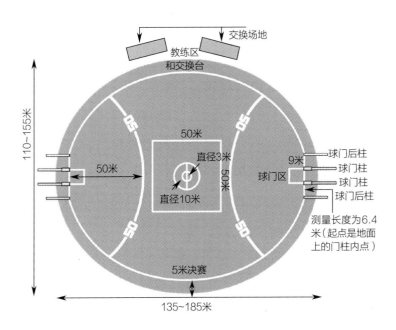

图58 典型的澳式足球场地。如果球在两个门柱之间穿过，且没击中门柱或中途没被其他球员触碰，就算六分球。然而，如果球从门柱和球门后柱之间穿过，则为一分球。

不仅仅是快球运动显示了这种右侧效应，高尔夫球运动也证明了这一点。一项对30名新手进行90次推杆试验的研究表明，在英式足球和澳式足球比赛中，每个人都出现了同样类型的系统性右偏。即使是经验丰富的弓箭手，似乎也更容易向右射偏，而不是向左射偏。最后，我不愿意将电子游戏纳入本章，因为我是少数几个仍然拒绝将电子游戏视为"体育运动"的人之一。尽管我很高兴地认识到电子游戏的许多潜在好处，包括提高手眼协调能力、持续注意力、多任务处理能力、短期记忆、心理健康和幸福感等，但我不想列出这些好处，因为我害怕损害自己对电子游戏的"非体育立场"。无论如何，在"真实的"体育运动中明显存在的向右偏移，在电子游戏中也很容易观察到。例如，在多个玩家参与的第一人称射击游戏《反恐精英：全球攻势》（*Counter-Strike: Global Offensive*）中，玩家们在致命攻击和导航错误方面倾向于右偏。

本章的大部分内容都在集中介绍运动员参与体育运动时的侧偏好。运动员们自己也得到了全方位的关注。然而，我将以对体育观察员的讨论来结束这一章。通常，业余体育赛事的参赛者可能比观众多，但职业比赛可以吸引数百万名观众，并产生数百万美元的收入。让我们考虑两种观察员：一种是花钱雇来的付费观察员，另一种是出钱来看的自费观察员。

在网球、排球、篮球或拳击等体育运动中，付费观察员是裁判员、裁判员和边裁。在体操、跳水或花样滑冰等运动项目中，付费观察员会给运动员的动作打分，并以一种相对主观但通常受制于规范的方式来决定胜负。当跑步者完成100米比赛时，获胜者是基于非常明显和客观的标准，其风格是没有加分的。但是，对于那些有"风格加分项"的运动来说，左偏和右偏重要吗？

这个问题源于一项针对体操运动的巧妙研究。在对 48 名外行观察员和 48 名训练有素的体操评估师的西方样本进行测试时，研究人员展示了反向镜像的体操动作的图像或视频，并要求参与者指出哪个动作更"漂亮"（见图 59）。除了动作的方向，图像和视频都是一样的。未经训练的观察者一致表示，左–右动作更"漂亮"，但训练有素的观察者没有表现出同样的侧偏好。

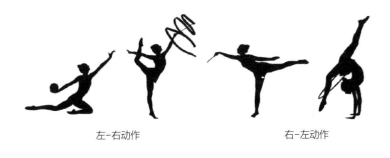

左–右动作　　　　　　　　　右–左动作

图59　体操运动的外行观察者表示，左–右动作比右–左动作更漂亮，但训练有素的裁判并没有表现出同样的侧偏好。

令人欣慰的是，训练有素的裁判不会因体操运动员的动作方向而产生偏倚，但许多其他体育项目也涉及线性运动的展示和动作美感的评级。即使在运动中，动作的美感对比赛结果没有影响，动作的美感仍然受到高度重视。对于那些曾经观看过本月最佳篮球比赛集锦的人来说，集锦中的投篮并不比当月其他任何成功的投篮都重要，但无论如何，我们为漂亮的投篮动作而庆祝。作为外行的观察者，我们对运动美的感知会受到运动方向的影响吗？

在足球界，情况显然如此。在意大利，一个研究小组观看了以左－右轨迹或右－左轨迹呈现的足球进球记录，并从美感（"进球有多漂亮？"）、力量（"球员在击球时多用力？"）和速度（"进球有多快？"）等方面对这些进球进行了评分。这三种评价中，左－右射门得分更高，此时的进球方向与意大利观察员的母语阅读方向一致。

同一研究小组也完成了一项类似的研究，但他们没有展示潜在的"美丽"运动图像，而是使用了具有攻击性的电影场景，并问："打（或推）对方的人看起来有多强壮？""被打（或被推）的人受到了多大的震惊或创伤？"以及"在你看来，现场有多暴力？"对于这三种测量方法，意大利观察员认为，当描绘左－右运动时，暴力场景比描绘右－左运动时更强烈、更暴力。说（写）阿拉伯语（右－左）的观察员则认为，右－左进球更"漂亮"，而右－左出拳和推搡更有力、更暴力。

总的来说，这些研究告诉我们，大脑功能的左右差异会影响场上球员的侧偏好，以及观众的感知或反应。幸运的是，大多数外行所表现出的感知偏好在训练有素的观察者身上似乎比较弱，甚至不存在，这有助于保持评判比赛的完整性。

本章要点汇总

体育运动提供了一个研究左右脑功能差异的理想场所。运动员的侧偏好和表现被认真地记录下来，经过了严格的审查和训练，运动档案是侧效应研究者的宝库。左撇子显然擅长许多运动，尤其是那些涉及战斗（或模拟战斗），以及高节奏的快球运动。这种优势可以用格斗假说来解释，即左撇子在对抗身体攻击时受益于一种优势，而这种优势平衡了可能伴随左撇子而来的任何不利影响。这种优势也可以用负频率依赖性选择假设来解释，即左撇子更成功，因为他们的数量（频率）更少。最后，侧效应并不局限于运动员本身。观众甚至裁判也会受系统化的、可预测的左－右感知偏好的影响。

后　记

没有"侧效应"，只有主效应。

那些我们事先想到并喜欢的，我们称之为"主效应"或预期效应，并以此为功。

那些我们没有预料的、突然出现的，都是"侧效应"。

——约翰·斯特曼（John D. Sterman）

我们倾向于认为侧效应就是"副作用"，这真不是什么好事儿。我们用来抑制打喷嚏和流鼻涕的抗过敏药可能也会让我们昏昏欲睡。除非我们在睡前服用该药，否则它的副作用对身体没好处，而且可能妨碍我们原先用药的药效。在一些罕见和特殊的情况下，侧效应也可能是有利的。比如，女性服用避孕药来防止意外怀孕，但这些药物还有附加作用，可以抑制痤疮的发展。阿司匹林通常被用作止痛药，但它还有助于预防心脏病和中风，甚至可以提高结肠癌或前列腺癌的存活率。米诺地尔是作为治疗高血压而研发的药物，但现在被局部用于治疗雄激素性脱发。

这本书显然没有关注药物的好处和坏处，但一些同样的原则可以应用于我们功能不平衡的大脑产生的侧效应。这些影响是容易观察到的，其意义可能远远不止于满足科学好奇心或积累冷知识。相反，我们可以利用我们对这些侧效应的新知识来优化我们在社交媒体、约会档案、座位选择决策，甚至广告活动中使用的图像。

针对这一连串的侧效应，我每次只提一种，每个侧效应都被我整齐地封装在每个章节中，但这样组织材料也有一个缺点：读者可能会有这样的印象，即本书中所呈现的侧偏好是完全相互独立的，但事实并非如此。通常情况下，惯用手影响但不会直接导致其他的侧效应，比如，抱姿侧偏好，或者对应的惯用眼、惯用耳、惯用脚。在另一些情况下，一种侧效应实际上可能导致另一种侧效应。例如，运动中的许多侧偏好都是由运动员的用手习惯引起的。其他侧效应也是相互作用的。我们的右转偏好可能会导致浪漫接吻时的右吻偏好。我们在摆姿势时倾向于转动左脸颊，这可能与我们对左侧灯光的偏好现象相互作用。换句话说，我深入描述的十几种侧效应大多是独立陈述的，但它们不总是孤立呈现的。

我们最明显的不平衡行为是用手习惯。我们对洞穴壁画等古代艺术品进行了分析，从而得知在过去的 50 多个世纪里，90% 的人类都是右撇子，不存在以左撇子为主的文化。右撇子似乎也是人类独有的特征。如果说大猩猩和猴子也会有侧偏好的话，它们似乎更喜欢用左手，而猫和狗等物种并不像我们惯用右手那样表现出物种层面的"惯用右爪"。此外，我们赞美"右"（在英语中"右"和"正确"是一个单词"right"），却用"邪恶"或"笨拙"之类的词语妖魔化"左"。左撇子是家族遗传，并且与许多好的事情联系在一起（智力天赋、艺术、音乐、非常擅长数学）。然而，它也与一些不好的事情有关（自身免疫性疾病、出生压力、精神分裂症、阅读障碍）。基于目前年轻人中左撇子比例较高，而老年人中左撇子比例较低的事实，人们很容易得出这样的结论：左撇子没有右撇子活得长。然而，社会压力等因素至少是造成这种差距的部分原因。除了惯用手，我们对脚、耳朵和眼睛也有强烈的侧偏好。与惯用手不同，我们的其他侧偏好对普通观察者来说不那么明显，这也使他们不太容易受到社会压力的影响。许多文化都有严格的规定，哪只手应该用来准备和抓取食物（右手），哪只手应该用来清洁自己（左手）。然而，惯用脚、惯用眼和惯用耳可以在更少的社会干扰下发展，并且可以提供关于个体独特的大脑偏侧化的更佳线索。尽管文化对我们惯用脚、惯用眼和惯用耳的影响不那么普遍，但大多数物品仍然是"右侧主导"的世界制造的，包括步枪和显微镜上的瞄准镜。有些人很难区分左右，一旦犯了错误，后果可大可小，轻微的不过恼人，严重的足以致命。例如，在开车时转向错误的方向可能是灾难性的，外科手术中的左右失误也可能是致命的。当使用相同的简单术语来描述左和右时，就会出现这些错误。当考虑到用于描述左右的术语种类繁多时，情况就会变得更加混乱。这些术语中有许多带有效价，将积极的品质（正直、正确、准确、真实、干净）归于右边，而左边则被赋予更多消极的联想（弯曲、错误、笨拙、虚假、肮脏）。我们用来区分左右的术语也被列入了我们的政治语言，这源于 18 世纪晚期法国大革命时期法国国民立宪会议的座位安排。

在流行文化中，接吻是一件大事，但关于接吻的科学研究却相当有限。然而，最近的研究开始揭示不同类型的亲吻（浪漫恋人接吻、父母亲吻孩子、社交问候式接吻）的表达方式有何不同。当恋人接吻时，双方都倾向于向右歪头。然而，当父母亲吻孩子时，这种右吻偏好就消失了。同样，如果两个完全陌生的人接吻，熟悉感的缺乏也会消除右吻倾向。在社交问候式亲吻中（这在欧洲很常见），大多数地区表现出右吻偏好，但是世界上的一些地区表现出左吻偏好。总的来说，这项研究表明，当进行一个浪漫的吻时，人们通常会向右歪头；但是，如果亲吻父母或孩子，中间吻甚至向左歪头的吻是很常见的。在欧洲旅行时，在与某人第一次见面之前，你应该查一下该亲吻多少次、该亲吻哪一侧脸颊。不过，接吻并不是唯一存在侧效应的"社交接触"。2000多年前，柏拉图是第一批记录人们如何倾向于往左抱娃的观察者中的一位。经验丰富的母亲表现出左侧抱姿，而 15 岁以前从未抱过婴儿的男孩也一样，猕猴和大猩猩也是如此！关于这种侧偏好的首次科学研究来自纽约中央公园动物园里猴子往左抱娃的观察记录。很明显，这不是我们从文化或经验中学到的侧偏好，那么，我们为什么偏向左侧呢？这可能要归因于我们明显的解剖学不对称性。除了一些罕见的逆位病例，心脏通常位于胸腔的左侧，婴儿通过母亲的心跳声得到抚慰。还有一种可能是，往左抱娃的姿势会在父母和孩子之间产生更大的亲密感和亲和力。

甚至单身成年人的照片也存在侧效应现象。摆姿势拍照时，大多数人都会侧着身子，通常是向右转头，露出左脸颊。无论你是在博物馆里欣赏画作（比如《蒙娜丽莎》等著名肖像画），还是翻阅高中年鉴照片，甚至是在 Instagram 或在线约会平台上浏览（非镜像的）自拍照，这种左脸偏好都是显而易见的。为什么？左脸颊更有吸引力吗？我们可以在没有左偏倾向的图片中找到线索，比如著名科学家、高中年鉴照片中的老师（但不是学生），甚至宗教领袖的头像。露出左脸颊会让人看起来更情绪化，也可能更平易近人。正面脸的照片，比如护照照片、交通运输部照片或工作证件照片则往往不太讨人喜欢。那么，下一张照片我们应该摆什么姿势，或者下一个帖子我们应该选择哪张自拍照呢？如果我们想表现得情绪化、平易近人、友好，那就偏向左脸；如果我们想表现得冷漠、客观，甚至超然，那就选择一个正面镜头，甚至是露出右脸的姿势。有时摆出左脸就是"正确"的造型。

著名的艺术品除了这种摆姿势的侧偏好，还往往在另一个重要方面呈现"一边倒"画面。超过 3/4 的绘画大师描绘的光源来自左侧。不过，我们无须成为大师级画家就能表现这种侧偏好，因为儿童画也表现出同样的左侧偏好。这似乎不是由艺术家的惯用手造成的，也不是由绘画或素描技术造成的，因为甚至在杂志照片中也能看到这种侧偏好现象。左侧打光的产品广告容易获得更高的产品评级，消费者也更有兴趣购买。

我们在艺术表现的其他方面也很容易观察到侧效应。在我们创造的艺术中有明显的侧偏好，在我们如何感知和做出反应方面也有真实可信的侧偏好。在制作一幅画、做一顿饭或设计一座摩天大楼时，我们都应该考虑到诸如姿势偏好、灯光方向、质量中心、运动方向和主要观众的母语阅读方向等因素。

我们在日常活动中还可以轻易观察到其他的侧效应。手势可能是行为化石，是在我们使用口语相互交流之前遗留下来的。一些文化（例如意大利文化）似乎比其他文化（如日本文化）更能表达这种行为化石。语言的产生通常由左脑主导，当人们说话时，他们倾向于用右手做手势（即使是左撇子，说话时的手势也是由左脑控制的）。然而，当我们在谈话中倾听时，这种侧偏好往往会逆转。我们不仅做的手势更少，而且通常选择是由右脑控制的左手手势。

转头是另一个显示侧效应的日常动作。倾向于把头向右转是人类最早的不平衡行为之一。在胎儿38周后，我们就能清楚地看到这个现象，这比文化或社会学习对孩子的影响要早得多。这种侧偏好会贯穿我们的一生。如果我们让一个成年人走过空荡荡的走廊，转身，返回，他/她很可能会转向右边。当我们开车、进商店、做运动甚至跳舞时，我们都能看到这种右侧偏好的证据。大多数古代舞蹈都有运动，倾向于顺时针（向右）方向旋转。

当人们进入房间并选择座位时，我们也可以观察到转身侧偏好，但这个现象比较复杂，不仅仅是决定转向何方的问题。当走进教室或电影院时，是什么影响了座位的选择？大型音乐会或越洋航班的座位如何选择？我们选择哪一边取决于我们期待的体验类型以及我们大脑中的侧偏好。因为右脑在处理情绪方面占主导地位，而身体左侧的信息主要是由右脑处理的，我们可以预期人们更喜欢从左侧感知情绪内容。看看电影院的座位偏好，我们就会发现这一点。相反，左脑通常主导语言处理，我们倾向于从空间的右侧感知语言。看看教室的座位偏好，我们就会发觉这一点。人们喜欢坐在电影院的左边和教室的右边。我们在座位选择上看到的侧偏好取决于人们期望看到什么。

侧效应在其他娱乐活动中也很容易察觉，比如观看体育比赛。侧偏好在业余和职业运动员中显然扮演着重要的角色（如棒球中的惯用手），某些关于侧偏好的最佳记录来自田径运动。然而，我们的侧偏好甚至会影响体育运动中的观众，决定一个足球进球看起来有多漂亮，或者在拳击比赛中一个拳头看起来多有力。从左向右阅读的读者更喜欢看从左向右的动作。我们对速度和距离的误解也会影响运动员在场上的表现。我们倾向于认为空间左侧的物体比右侧的物体更近、更大。

这本书早在 2004 年我从蒙特利尔参加会议之后，在回家的飞机上就构思出来了。当时我刚刚开始探索光线侧偏好，并与在姿势侧偏好和灯光侧偏好等领域工作的同事一起展示了一些结果。我离开蒙特利尔时，脑子里一直在想这些侧偏好可能会如何相互作用及如何相互影响，并在 9000 米高空为这本书构思出了一个粗略的计划。也许是因为稀薄的空气，甚至是一场精彩会议结束后出现的正常睡眠不足，我在那次飞行中勾勒的大部分章节大纲在当时只有部分是可行的。即使我当时全身心地投入到写作计划中，我也不认为自己能够真正完成这本书。从那以后的几年里，许多关于侧效应的新文章出现了。从那时起，专注于这些问题的整个研究小组也出现了，该领域新兴的、令人兴奋的、影响力巨大的研究正以前所未有的速度出现。最终，这些研究文献的数量充足、质量上乘、衔接连贯，让我能够把这本书实实在在地写出来。这是一个令人兴奋的时刻。我知道墨水一干，另一项伟大的新研究就会出现，在整个写作过程中，我还不得不把一些章节留在"剪辑室"里（比如"交通中的侧效应：汽车、飞机、船只和火车"，或者"右翼向左：政治上的侧偏好"），因为这些领域的研究才刚刚开始形成势头。如果运气好的话，这本书的扩展或更新将在 18 年内出现。

鸣　谢

　　我的名字可能会作为唯一作者的身份出现在这本书的封面上，但这种成规模的研究项目不是一个人的功劳。我非常幸运地受益于家人、朋友、同事和学生的支持、建议、耐心的探讨，甚至是偶尔的论战。

　　我与邓登出版团队的合作非常愉快，编辑老师们不断提高我创作内容的水平，在推动本书项目向前发展的同时，还锻炼了我的耐心和提升了我的写作严谨性。我最诚挚地感谢拉塞尔·史密斯（Russell Smith）、埃琳娜·拉迪克（Elena Radic）、劳拉·博伊尔（Laura Boyle）、迈克尔·卡罗尔（Michael Carroll）、克里斯蒂娜·贾格尔（Kristina Jagger）、法拉·里亚兹（Farrah Riaz）、凯瑟琳·莱恩（Kathryn Lane）、莎拉·达戈斯蒂诺（Sara D'Agostino）、斯科特·弗雷泽（Scott Fraser）及邓登出版团队的其他成员。我通往邓登出版的道路并不短暂或简单，我感谢该项目的早期倡导者邓肯·麦金农（Duncan Mackinnon）和黛博拉·施耐德（Deborah Schneider）。

感谢我的妻子拉娜，女儿米列娃和儿子诺姆，感谢他们对这个项目的爱和支持。我的父母，约翰和阿尔玛，也支持我和我的这部作品，包括对作品早期草稿的点评，都是金玉良言，也许最关键的是他们的鼓励。

我要冒险赘述一下有关本书图片来源的故事，我要感谢许多有才华的美术家在我的书中分享他们的作品。某些情况下［比如，米列娃·埃利亚斯（Mileva Elias）提供的图片］，我很了解艺术家，他们耐心而专业地制作了我定制的图片。还有一些情况下，我会联系同事或陌生人，征求他们的许可，把他们的作品收录进来。这本书还受益于其他人的慷慨和响应，比如，来自澳大利亚的文身图片、从日本拍摄的数千张静态照片通过计算机生成的平均图像、体育场地的示意图，甚至是著名的艺术品，所有这些都以一种新的（可能是向左的）视角来看待。考虑到这本书花了很多时间讨论想象中的侧偏好，加入引人注目和阐释性的图像例证至关重要。

许多支持这项研究的学生的名字已经出现在参考文献部分，但这个名单并不详尽。我没有引用我们完成的每一项关于侧效应的研究，事实上，并不是每一个项目都能发表。科学界从发表的项目中学到了很多，但我也从那些失败的项目中学到了很多。我想表达我的谢意，并最终与多年来有幸共事的学生们分享这项工作的荣誉。我一直非常感谢你们的求知欲、勤奋和毅力。我很自豪地看着你们成长为教授、临床心理学家、律师、医生、广告商、言语病理学家、医疗保健政策分析师、研究促进者等。我把最诚挚的感谢送给你们：艾比·霍茨兰德（Abby Holtslander）、阿拉斯泰尔·麦克法登（Alastair MacFadden）、安吉拉·布朗（Angela Brown）、奥斯汀·史密斯（Austen Smith）、布兰登·吉布森（Brendon Gibson）、布伦特·罗宾逊（Brent Robinson）、凯茜·伯顿（Cathy Burton）、克里斯蒂安·卢克（Christianne Rooke）、辛迪·拉（Cindy La）、科林·韦莱特（Colin Ouellette）、科琳·科克伦（Colleen Cochran）、科琳·哈迪（Colleen Hardie）、康利·克里格勒（Conley Kriegler）、丹尼·克虏伯（Danny Krupp）、艾丽·麦克代恩（Elli McDine）、德莱娜·恩格布雷森（Delaine Engebregtson）、丹尼斯·马（Dennis Mah）、艾玛·加德纳（Emma Gardner）、法莎娜·泰森（Farzana Tessem）、汉娜·特兰（Hannah Tran）、伊莎贝拉·泽莱斯特（Izabela Szelest）、杰夫·马丁（Jeff Martin）、詹妮弗·伯基特（Jennifer Burkitt）、詹妮弗·希亚特（Jennifer Hiatt）、詹妮弗·哈钦森（Jennifer Hutchinson）、詹妮弗·塞杰维克（Jennifer Sedgewick）、乔斯林·普克（Jocelyn Poock）、凯伦·吉列塔（Karen Gilleta）、卡莉·杜尔克森（Kari Duerksen）、凯特·古道尔（Kate Goodall）、凯瑟琳·麦基宾（Katherine McKibbin）、

凯利·苏钦斯基（Kelly Suschinsky）、柯克·奈伦（Kirk Nylen）、劳里·赛克斯－托特纳姆（Laurie Sykes-Tottenham）、莉安·米勒（Leanne Miller）、丽莎·莱巴克（Lisa Lejbak）、丽莎·潘（Lisa Poon）、洛尼·罗得（Loni Rhode）、玛丽安·赫拉博克（Marianne Hrabok）、梅根·弗拉斯（Meghan Flath）、迈尔斯·鲍曼（Miles Bowman）、米里亚姆·里斯（Miriam Reese）、莫萨尔·尼亚兹（Morsal Niazi）、默里·盖利（Murray Guylee）、尼尔·苏拉克（Neil Sulakhe）、妮可·托马斯（Nicole Thomas）、保拉·莫顿（Paula Morton）、普尼亚·米格拉尼（Punya Miglani）、丽贝卡·凯恩斯（Rebecca Cairns）、里根·帕特里克（Regan Patrick）、莎拉·西蒙斯（Sarah Simmons）、塞拉·基利克（Sierra Kyliuk）、塔玛拉（科尔顿）·埃尔哈瓦特［Tamara（Colton）El Hawat］、特里斯塔·弗里德里希（Trista Friedrich）、泰森·贝克（Tyson Baker）和维多利亚·哈姆斯（Victoria Harms）。

最后，我要感谢学术导师和同事们，他们在第一时间教给我关于人类侧效应的知识，为我自己研究这个课题打开了大门，并支持我的学术道路。这条道路始于汤姆·威夏特（Tom Wishart）和玛格丽特·克罗斯利（Margaret Crossley），随后是 M.P.布里登、克里斯·麦克马纳斯和巴布·布尔曼－弗莱明（Barb Bulman-Fleming）。我回到萨斯卡通后，继续与萨斯喀彻温大学的同事进行这项工作，他们是德布·绍西尔（Deb Saucier，）、斯科特·贝尔（Scott Bell）、卡尔·古温（Carl Gutwin）和马拉·米克尔伯勒（Marla Mickelborough）。在此期间，我还受到了众多优秀同行的作品的启发，他们是迈克尔·科巴利斯、迈克尔·尼科尔斯、吉娜·格里姆肖（Gina Grimshaw）、马克·麦考特（Mark McCourt）、迈克尔·彼得斯（Michael Peters）、劳伦·哈里斯、塞巴斯蒂安·奥克伦堡（Sebastian Ocklenburg）、朱利安·帕克海泽（Julian Packheiser）和大久保。

所以，尽管我的名字单独出现在这本书的封面上，但我还是要和一长串的杰出人士分享这部作品的荣誉，遗憾的是，由于篇幅所限，鸣谢部分也只列出了其中的寥寥数人。